"十三五"国家重点图书出版规划项目
天津市重点出版扶持项目

"癌症知多少"

新媒体健康科普丛书

肺　癌

丛书主编　樊代明　郝希山

主　　编　支修益　陆　舜

U0339455

天 津 出 版 传 媒 集 团
天津科技翻译出版有限公司

图书在版编目(CIP)数据

肺癌 / 支修益,陆舜主编. — 天津 :天津科技翻译出版有限公司,2022.3

("癌症知多少"新媒体健康科普丛书/樊代明,郝希山主编)

ISBN 978-7-5433-4103-6

Ⅰ.①肺… Ⅱ.①支… ②陆… Ⅲ.①肺癌–诊疗

Ⅳ.①R734.2

中国版本图书馆 CIP 数据核字(2021)第 018293 号

肺癌

FEI'AI

出　　版:天津科技翻译出版有限公司
出 版 人:刘子媛
地　　址:天津市南开区白堤路 244 号
邮政编码:300192
电　　话:(022)87894896
传　　真:(022)87893237
网　　址:www.tsttpc.com
印　　刷:天津海顺印业包装有限公司分公司
发　　行:全国新华书店
版本记录:710mm×1000mm　16 开本　11.5 印张　165 千字
　　　　　2022 年 3 月第 1 版　2022 年 3 月第 1 次印刷
　　　　　定价:36.00 元

(如发现印装问题,可与出版社调换)

丛书编委会

丛书主编

樊代明　　郝希山

丛书副主编

詹启敏　　于金明　　张岂凡　　季加孚　　王红阳　　赫　捷

李　强　　郭小毛　　徐瑞华　　朴浩哲　　吴永忠　　王　瑛

执行主编

王　瑛

执行副主编

支修益　　赵　勇　　田艳涛　　秦　茵　　陈小兵

插　画

张梓贤

编　者（按姓氏汉语拼音排序）

艾星浩	巴　一	白　冰	白　燕	包　旭	卜　庆
步召德	蔡清清	曹　振	曹家燕	曹伟新	曹旭晨
陈　静	陈　璐	陈　平	陈　彤	陈　伟	陈　妍
陈　艳	陈　燕	陈　宇	陈翱翔	陈昌贤	陈点点
陈公琰	陈金良	陈警之	陈凯琳	陈可欣	陈茂艳
陈倩倩	陈田子	陈婷婷	陈希伟	陈小兵	陈小岑
陈小燕	陈晓锋	陈永顺	陈育红	陈昱丞	陈治宇
陈子华	陈祖锦	程　熠	程亚楠	迟志宏	丛明华

崔云龙	崔兆磊	戴东	丁超	董丽	董阿茹汗
董凤齐	董恒磊	董晓璠	杜娟	杜强	杜玉娟
段峰	段梦	段振东	范彪	范志松	方小洁
房锋	封磊	冯莉	冯敏	冯丽娜	冯梦晗
冯梦宇	付强	高婕	高劲	高明	高申
高炜	高秀	高岩	高伟健	弓晓媛	宫本法
关海霞	关莎莎	郭志	郭丹丹	郭婧瑶	郭姗琦
韩晶	何浩	何朗	何流	何毅	何帮顺
何江弘	何亚琳	和芳	贺斌	贺瑾	洪雷
侯秀坤	胡海涛	胡耐博	胡文雪	胡筱蓉	黄河
黄鼎智	黄慧强	黄金超	黄梅梅	黄敏娜	黄诗雄
黄文倩	黄育北	季科	季鑫	季加孚	季耘含
贾佳	贾晓燕	贾英杰	贾子豫	姜文奇	姜志超
蒋微琴	焦杰	金辉	金鹏	金希	金鑫
金雪	荆丽	井艳华	阚艳艳	康文哲	孔学
孔大陆	孔凡铭	孔轻轻	孔雨佳	雷海科	黎军和
李琛	李方	李红	李洁	李静	李娟
李力	李玲	李凌	李宁	李圃	李倩
李荣	李薇	李艳	李燕	李洋	李盈
李莹	李勇	李春波	李大鹏	李冬云	李昉璇
李国强	李海鹏	李虹义	李虎子	李惠霞	李慧锴
李慧莉	李家合	李嘉临	李建丽	李静燃	李利娟
李萌辉	李姝颖	李维坤	李文桦	李文杰	李文涛
李小江	李小梅	李晓东	李雅楠	李勇强	李之华
李志领	李志铭	李治中	力超	梁峰	梁菁源
梁金晓	梁晓峰	廖书恒	廖正凯	林宁	林晨
林立森	林贤东	林晓琳	林仲秋	凌小婷	刘晨

刘刚	刘昊	刘洁	刘姗	刘涛	刘巍文
刘妍	刘阳	刘颖	刘昭	刘兵城	刘博文
刘长富	刘东伯	刘东明	刘冬妍	刘端祺	刘合利
刘红利	刘宏根	刘慧龙	刘家成	刘嘉寅	刘俊田
刘凌翔	刘盼盼	刘荣凤	刘少华	刘潇濛	刘晓园
刘筱迪	刘彦芳	刘艳霞	刘耀升	刘云鹤	刘云涛
刘志敏	卢仁泉	卢小玲	卢致辉	鲁军帅	鲁苗苗
陆鸣	陆舜	陆苏	路娜	吕强	罗迪贤
罗志芹	马虎	马帅	马薇	马翻过	马福海
马婷婷	马蔚蔚	马雪玲	孟晓敏	牟睿宇	穆瀚
聂蔓	宁晓红	牛文博	潘杰	齐立强	齐文婷
强万敏	秦磊	秦健勇	邱红	邱录贵	曲秀娟
瞿慧敏	饶群仙	任越	任大江	荣维淇	汝涛
沙永生	单玉洁	邵欣欣	邵志敏	佘彬	申鹏
沈琦	沈倩	沈文斌	施咏梅	石晶	石倩
石燕	石汉平	司同国	思志强	宋晨歌	宋春花
宋天强	宋亦军	苏畅	苏玲	孙婧	孙鹏
孙颖	孙彬翀	孙凌宇	孙文茜	孙现军	孙潇楠
孙雪影	孙艳霞	谭健	谭先杰	汤东	唐凤
唐丽丽	田洁	田艳涛	汪艳莉	王飞	王峰琦
王杰	王洁	王科	王欣	王龙	王琦迎
王蕊	王飒	王潇宇	王钏	王鑫	王艾红
王盈	王莹	王宇	王风华	王劢楠	王会英
王安强	王炳智	王丹鹤	王景文	王海楠	王丽潇
王建祥	王建正	王晶晶	王晰程	王军轶	王潇惠
王楠娅	王书奎	王舒朗	王玉珏	王夏妮	王志惠
王晓群	王艳晖	王玉栋		王园园	

隗汶校	魏　华	魏　凯	魏立强	魏丽娟	魏述宁
魏松锋	魏振军	闻淑娟	邬明歆	吴　楠	吴　琼
吴尘轩	吴航宇	吴小华	吴晓江	吴延升	吴胤瑛
吴月奎	伍晓汀	武　强	武佩佩	武云婷	夏　奕
向　阳	肖　健	肖　莉	肖书萍	谢玲玲	信　文
邢金良	邢晓静	熊　斌	熊青青	徐　泉	徐　彦
徐慧婷	徐瑞华	徐晓琴	许红霞	许婧钰	闫　东
阎　玲	严　颖	颜　兵	杨　波	杨　丹	杨　航
杨　丽	杨　敏	杨　双	杨合利	杨隽钧	杨李思瑞
杨佩颖	杨伟伟	杨子鑫	姚剑峰	叶　枫	易　丹
易峰涛	易树华	尹　玉	尹如铁	尤　俊	于　歌
于海鹏	于仁文	于晓宇	虞　夏	虞永峰	袁　航
运新伟	翟晓慧	战淑珺	张　斌	张　晨	张　帆
张　红	张　寰	张　慧	张　霁	张　娇	张　晶
张　莉	张　龙	张　蕊	张　偲	张　伟	张　玮
张　雯	张　欣	张　雪	张　瑶	张广吉	张国辉
张海波	张宏艳	张建军	张建伟	张丽丽	张凌云
张梦迪	张青向	张庆芬	张汝鹏	张师前	张炜浩
张潇潇	张小田	张笑颖	张玄烨	张雪娜	张瑶瑶
张亚萍	张一楠	张玉敏	张跃伟	张蕴超	张梓贤
赵　静	赵　峻	赵　坤	赵　群	赵　婷	赵　玮
赵　雯	赵　勇	赵洪猛	赵敬柱	赵林林	赵颂贤
赵锡江	赵志丽	郑　莹	郑爱民	郑传胜	郑华川
郑向前	支修益	只璟泰	周　晨	周　晶	周　岚
周　琦	周洪渊	周丽芯	朱　玲	朱津丽	朱晓黎
朱晓琳	朱颖杰	庄则豪	邹冬玲	邹燕梅	邹征云
左　静					

《肺癌》编委会

主　编

支修益　　陆　舜

编　者（按姓氏汉语拼音排序）

艾星浩　　李治中　　陆　舜　　王　鑫　　虞永峰　　支修益

丛书前言一

匠心精品，科普为民

人类认识癌症的历史源远流长。无论是古希腊时期的希波克拉底，还是中国古代的《黄帝内经》等早期医学文献，都曾系统描述过癌症。20世纪下半叶以来，世界癌症发病人数与死亡人数均呈快速上升趋势，尤其是20世纪70年代以后，癌症发病率以年均3%～5%的速度递增。癌症已成为当前危害人类健康的重大疾病。

我国自改革开放以来，经济、社会、环境及人们的生活方式都发生了变化，目前正快速步入老龄化社会，这导致我国在肿瘤患者人数快速增长的同时，癌谱也发生了较大变化。在我国，发达国家高发的肺癌、乳腺癌、结直肠癌的发病率迅速上升，发展中国家高发的胃癌、肝癌、食管癌等的发病率亦居高不下，形成发达国家与发展中国家癌谱交融的局面，这给我国的肿瘤防治工作带来了较大挑战。

为了推动肿瘤科普精品创作，为公众和广大患者提供一套权威、科学、实用、生动的科普丛书，在中国科学技术协会的大力支持下，中国抗癌协会组织数百位国内肿瘤专家，集体编写了本套丛书。

丛书的作者都是活跃在我国肿瘤科普领域的专家，通过讲座、访谈、文章等多种形式为广大群众特别是肿瘤患者及其家属答疑解惑，消除癌症认知误区，推进癌症的早诊早治。他们的经验积累和全心投入是本套丛书得以出版的基础。

本套丛书满足了两方面的需求：

一是大众的需求。中国抗癌协会通过各地肿瘤医院、肿瘤康复网站、康复会、患友会等组织问卷调研，汇总常见问题，以保证专家回答的问题是读者最关心和最渴望知道答案的问题。

二是医生的需求。在日常工作中，临床医生要用很大一部分时间来回答患者一些重复率非常高的问题。如果能把这些问题汇总，统一进行细致深入的解答，以图书的形式提供给患者及其家属，不仅能为临床医生节省很多时间，同时也能大大提高诊疗的效率。

丛书的出版不是终点，而是一个起点。本套丛书将配合中国抗癌协会每年的世界癌症日、全国肿瘤防治宣传周等品牌活动，以及肺癌、乳腺癌关注月等各类单病种的宣传活动，通过讲座与公益发放相结合的形式，传播防癌抗癌新知识，帮助患者树立战胜癌症的信心，普及科学合理的规范化治疗方法，全面落实癌症三级预防的总体战略。

本套丛书是集体智慧的结晶。衷心感谢中国科学技术协会对丛书的鼎力支持，感谢百忙之中为丛书的编写投入巨大精力的各位专家，感谢为丛书出版做了大量细致工作的出版社编辑，也感谢所有参与丛书筹备组稿工作的中国抗癌协会秘书处的工作人员。

希望本套丛书的出版能为国家癌症防治事业做一份贡献，为大众健康谋一份福祉。

郝希山

中国抗癌协会名誉理事长
中国工程院院士

丛书前言二

肿瘤防治，科普先行

一、肿瘤防治，科普先行

1.健康科普，国家之需求

2016 年，习近平总书记在"科技三会"上指出，"科技创新、科学普及是实现创新发展的两翼，要把科学普及放在与科技创新同等重要的位置。"这是中央领导从国家发展战略高度对新的历史时期科普工作和科普产业发展的新部署和新要求。2017 年，"健康中国"作为国家基本发展战略被写进十九大报告，报告明确提出"健康中国行动"的主要任务就是实施健康知识普及行动。

2.肿瘤科普，卫生事业之需求

恶性肿瘤的病因预防为一级预防；通过筛查而早期诊断，以提高肿瘤疗效为二级预防。世界卫生组织（WHO）认为，40%以上的癌症可以预防。恶性肿瘤的发生是机体与环境因素长期相互作用的结果，因此，肿瘤预防应贯穿于日常生活中并长期坚持。肿瘤预防在于降低发病率和死亡率，从而减少国家医疗资源的消耗，减轻恶性肿瘤对国民健康的危害和社会、家庭的经济负担。

3.肿瘤科普，公众之需求

大数据表明，在中国，健康与医疗科普相关词条占总搜索量的57%。2017 年国人关注度最高的 10 种疾病中，"肿瘤"的搜索量超过 36 亿次，跃居十大疾病之首，之后连续数年蝉联关注榜首位。这一方面说明公众对肿瘤科普有巨大需求，同时也反映了公众对癌症的恐慌情绪。一次次名人患癌事件、一段段网络泛滥的癌症谣言,时时处处诱发公众"谈癌色变"的心理。因此,消除癌症误区、建立正确的防癌观念是当前公民健康领域最重要的科普任务,肿瘤医学工作者责无旁贷。

4.肿瘤科普,患者之需求

恶性肿瘤严重威胁人类健康和社会发展。随着肿瘤发病率持续上升、患者生存期延长、个体对自身疾病的关注增加、患者参与诊疗决策的意愿不断增强,肿瘤科普已经成为刚性需求,涉及预防、诊疗、康复、护理、心理、营养等诸多领域。

5.肿瘤科普,大健康产业之需求

随着科普产业的进步和成熟,一批像果壳网、知乎、今日头条等科普资讯平台迅速发展壮大,成为国家发展科普产业的骨干力量。今天的科普产业正在走出科普场馆建设与运营、科普图书出版与发行、科普影视制作与传播、科普展教器具制作与展示等传统形式,迈向经济建设与社会发展更为广阔的前沿领域。科普的产业形态呈多元化发展,科普出版、科普影视、科普动漫与游戏、科普网站、科普旅游、科普会展、科普教育、科普创意设计服务等实体平台百花齐放。随着人口老龄化的加剧,肿瘤科普产业的规模正在不断扩大,这必将催生高水平多元化的科普产品。肿瘤防治,科普先行,利国利民。

二、科普先行,路在脚下

中国抗癌协会作为我国肿瘤学领域最重要的国家一级协会,在成立之日起,就把"科普宣传"和"学术交流"放在同等重要的位置,30多年来,在肿瘤科普工作中耕耘不辍,秉持公心,通过调动行业资源和专家资源,面向公众和患者广泛开展了内容丰富、形式多样的抗癌科普宣传。通过长期实践,协会独创出"八位一体"的科普组织体系(团队－活动－基地－指南－作品－培训－奖项－媒体),为我国肿瘤防治科普事业的模式创新和路径探索做出了重要贡献。

中国抗癌协会自1995年创建"全国肿瘤防治宣传周"活动,经过近30年的洗练,已成为肿瘤领域历史最悠久、规模和影响力最大、社会效益最好的品牌科普活动。养成良好的生活方式、早诊早治、保证有效治疗、提高患者生存质量等防癌抗癌理念逐步深入人心。从 2018 年开始，中国抗癌协会倡议将每年的 4 月 15 日设为"中国抗癌日"，并组织全国性的肿瘤科普宣传活动。

科普精品是科普宣传的最重要武器。中国抗癌协会的几代学者，传承接力，倾心致力于权威科普作品的创作，为公众和患者奉献了数量众多的科普精品。2012 年至今 10 年时间里，中国抗癌协会本着工匠精神，组织数百名专家编写了本套丛书（共 20 个分册），采用问答的形式，集中回答了公众及患者在癌症预防、诊疗中的常见疑问。目前本套丛书已入选"国家出版基金项目""'十三五'国家重点图书出版规划项目""天津市重点出版扶持项目"等多个项目，取得了良好的社会效益。

随着近年来临床新进展不断涌现，新技术、新方法、新药物不断应用于临床，协会牵头组织广大专家，将防癌抗癌领域的最新知识奉献给广大读者朋友，帮助公众消除癌症误区，科学理性地防癌抗癌，提升公众的科学素养，为肿瘤防治事业贡献力量。

书之为用，传道解惑。科普创作有四重境界，即权威、科学、实用、生动。我们只为一个目标：让癌症可防可控。

肿瘤防治，科普先行；科普先行，路在脚下。

中国抗癌协会理事长
中国工程院院士

前　言

在我国,肺癌已经成为发病率和死亡率最高的恶性肿瘤,在男性恶性肿瘤死因中居首位,在女性中仅次于乳腺癌,居第二位。世界卫生组织 2021 年的报告称,2020 年全球肺癌的发病率明显升高, 死亡率为 35%以上。因此,肺癌已经成为危害人类生命健康的"杀手"之一,肺癌的预防、诊断和治疗也面临着前所未有的挑战。

研究表明,在我国,可能导致肺癌的危险因素主要为吸烟、二手烟、室内外空气污染,以及食用红肉、加工肉类和酒精(乙醇)饮料等。因此,对于预防肺癌、早期发现并深入了解肺癌在不同时期有针对性的治疗方法对大众以及肺癌患者都有重大意义。吸烟是危害公共健康的主要原因之一, 在中国与吸烟相关的肺癌死亡人数占肺癌死亡总人数的 3.78%。因此,在肺癌的预防策略中,一级预防目的是减少危险因素的暴露,当务之急是控制人群吸烟率和"二手烟"暴露。早期症状筛查是降低癌症发病率和死亡率的可靠策略, 而肺癌筛查是肺癌二级预防的重要措施。最新研究显示,通过胸部低剂量螺旋 CT(LDCT)筛查,男性肺癌死亡率降低 24%,女性肺癌死亡率降低 33%。

现阶段大众对癌症防控科普知识认知不足,尤其是对肿瘤本身的相关数据认知不足,比如很多肺癌高发的危险因素,大家并不知道其与肺癌相关,就更无从谈起如何防治。肺癌防治的最新成果与研究发现:一方面肿瘤防治领域存在各种误区与谣言,大众缺乏对肿瘤预防和康复、诊断与治疗基本知识的认识;另一方面规范化的治疗是肺癌疗程中的关键一环,肺癌治疗前一定要进行临床分期检查,然后再制订个性化治疗方案。肺癌的治疗主要有外科手术治疗、精准放射治疗、化学药物治疗、免疫治疗和中医药治疗等多学科诊疗手段。精准医疗是肺癌诊疗发展的主要方向,随着测序技术的发展和新药研发的推进,肺癌的治疗已经进入精准医疗的新时代,并朝着个性化全程管理发展。我们要大力开展肺癌防治相关健康教育与科普宣传工作,借此提高大众对疾病的认知以及相关防治知识的认识。

改善患者生存,科普教育先行,全面深入实施《全民科学素质行动计划纲要》,使患者能够得到个性化、全方位的科学诊断。随着科技技术的进步与转化以及医学研究的深入,肺癌诊疗的技术形成了多层次、多方面的格局,为不同需求、不同时期的肺癌患者提供了多种治疗选择的渠道。

目前,对肺癌的研究仍处于不断探索的阶段。本书旨在从肺癌产生的原因、预防手段、治疗方法等方面为患者普及全面详细的肺癌科学知识,建立患者、医生、研究人员之间沟通的纽带,最终实现医疗健康知识的全民化普及。

支 修 益

2022 年 1 月

目　　录

第一章　肺癌产生的原因

第二章　肺癌的诊断

第三章　肺癌的治疗

第四章　肺癌的康复

第五章　戒烟

第一章

肺癌产生的原因

吞云吐雾，肺癌已经悄然接近 ✐

▸▸ 吸烟与肺癌关系"亲密"

肺是人体呼吸系统的主要组成部分，是吸入氧气、排出二氧化碳、维持人体正常代谢的重要器官。肺位于胸腔内心脏的两侧，分为左肺和右肺。左肺分为上、下两个肺叶，右肺分为上、中、下三个肺叶。肺具有柔软的、海绵样的构造，随着呼吸运动，肺可以收缩和舒张。每个肺叶都由被称为支气管的管道与气管相通。随着不断分支，支气管逐渐变细，依次称为支气管、细支气管、终末细支气管、呼吸细支气管和肺泡管等。支气管最末端的分支呈囊状，称为肺泡。我们的肺内有3亿多个肺泡。肺泡管、肺泡都有毛细血管围绕，这是人体和外界进行氧气和二氧化碳交换的场所，氧气经过肺泡壁被血液吸收，运送到身体的各个部位，人体产生的二氧化碳和其他废气由血液输送到肺内，通过肺泡壁进入肺泡，最终随呼吸被排出体外。成人肺泡的总面积达 $60\sim100m^2$，平时有一部分肺泡处于关闭状态，在剧烈活动时，肺泡全部参与气体交换。

健康者的肺呈润红色，而吸烟者因大量的焦油残留在体内，他们的肺呈现不同颜色，即我们所说的"五彩肺"。随着吸烟时间的增加，肺的颜色逐渐加深，即使停止吸烟，肺的颜色也不会恢复。

肺癌是指起源于支气管黏膜或腺体的恶性肿瘤，医学上称为原发性支气管肺癌。肺癌是肺部最常见的恶性肿瘤。肺组织内支气管上皮细胞或肺泡上皮细胞在各种致癌因素作用下恶变为癌细胞。癌细胞失去控制地不断增长、繁殖，体积逐渐扩大，形成实体肿瘤。根据发生的部位，肺癌分为中心型肺癌和周围型肺癌。中心型肺癌大多数发生在气管、左右总支气管、肺叶支气管和肺段支气管腔内，向肺周围以及中央生长；周围型肺癌则发生于肺泡组织，沿细支气管壁和肺组织向其他部位扩散。除在肺内不断浸润增长外，癌细胞还可以进入淋巴管，转移至淋巴结；癌细胞也可以进入毛细血管，随血液循环转移至全身各处，如肝脏、骨骼和头颅等。

肺癌是我国目前恶性肿瘤发病率和死亡率

温馨提示

戒烟既利于自身健康，又利于家庭成员的身体健康。戒烟 2 年后，呼吸道上皮细胞的不典型增生便有向正常细胞逆转的趋势；戒烟 5 年后，肺癌的发病率明显下降；戒烟 15 年后，肺癌发病率就会和从不吸烟人群相仿。

最高的肿瘤，据不完全统计，2015 年我国新发肺癌病例约为 78.7 万例，因肺癌死亡人数约为 63.1 万例。

我国吸烟人数的逐年增加被认为是肺癌高发病率和高死亡率的主要原因。据统计，北京市成年男性的吸烟率为 58.6%，成年女性为 5.7%。近年来，青少年吸烟也有增加的趋势，但无毒香烟是不存在的。

吸烟已经被公认为是诱发肺癌的首位原因，而且已证明其发生的概率与吸烟开始年龄、吸烟年数、每天吸烟支数、烟的种类均有关系。长期大量吸烟者患肺癌的概率是不吸烟者的 10~20 倍。开始吸烟的年龄越小，肺癌的发病率越高。每天吸 15~20 支香烟的人，其患肺癌的概率比不吸烟者高 14 倍。在我国，吸烟是男性肺癌的主要危险因素，香烟消耗量的增加是男性肺癌数量上升的重要原因。

在我国，女性肺癌与吸烟的关系不如男性吸烟者密切，吸烟只能解释肺癌病因的 24%~35%。已证实女性肺鳞癌和小细胞肺癌的发生与吸烟关系非常密切，但女性肺腺癌与吸烟关系不大。近年来，随着女性肺癌特别是肺腺癌发病率的上升，可能提示环境危险因素特性有了新的变化，如室外大气污染和环境污染因素，或同低焦油香烟、"二手烟"和"三手烟"、厨房油烟污染、房屋装修和装饰材料等室内空气污染及小环境污染有关。

吸烟人群中易患肺癌者与下列因素有关

- 烟龄 20 年以上
- 20 岁以下开始吸烟
- 每天吸烟 20 支以上
- 戒烟时间少于 15 年
- 每口吸入的烟量多,且大部分吸入肺部(肺吸烟者)
- 吸烟总量＝(每日吸烟支数×吸烟年数)/20,以包/年为单位综合考虑每日吸烟量和吸烟持续时间对肺癌的影响,吸烟总量为 20 包/年以上者
- 有慢性支气管炎而且长期吸烟
- 长期暴露于室内"二手烟"环境

目前吸烟的青少年,其致肺癌的危害性要在若干年以后才能显现出来,研究证实,发育时期青少年的肺组织对致癌物质更敏感,而且发生肺癌的危险性更大。

▐▶ 什么是"被动烟民"

不要将"吸二手烟"理解为把别人没吸完的烟接过来再吸,像买"二手车"一样。我们所说的"吸二手烟"是指不吸烟者吸入吸烟者在吸烟时所造成的环境烟雾。被动吸烟("二手烟")同样是肺癌的危险因素之一。被动吸烟俗称"吸二手烟"。国外曾有研究证明,重度被动吸烟同每日吸数支烟的暴露量相等。"二手烟"对被动吸烟者的危害一点儿也不比主动吸烟者轻,特别是对青少年的健康危害尤其严重。不吸烟者和吸烟者在一起生活或者工作,每天"吸二手烟"15 分钟,时间达到 10 年及以上的健康危害与吸烟者相同。一些与吸烟者共同生活的中老年女性,患肺癌的概率比非暴露于"二手烟"环境者高 6 倍。

▐▶ 躲不掉的"三手烟"

"三手烟"对健康的危害也不容忽视。比如,乘坐出租车、在餐厅单间就餐和在旅店住宿时,如果前一批客人吸过烟,或吸烟者趁孩子不在时在家中的起居室或卧室吸烟,在吸烟者离开以后,烟草中的有害物质

或致癌物质会滞留在这些地方的沙发、地毯、枕头、被罩以及家中的各种装饰品上。吸烟者在室外吸完烟后，烟草中的有害物质同样会停留在吸烟者的头发、毛衣或外套上，这些烟草中的有害物质和空气中的某些物质结合成为可以致癌的亚硝酸类物质。

与"二手烟"相比，"三手烟"具有私密性更强的特点。换言之，家庭作为一个相对封闭的社会空间，正是"三手烟"的主要来源。在吸烟家庭中，如何保护家庭成员的健康成为人们最为关注的问题。

"三手烟"最大的危害之处在于隐匿而长久。与在公共场所吸入的"二手烟"不同，"三手烟"会造成隐匿的危害。如果不定期进行彻底清理，这些有害物质能长时间地附着在室内及车内各种物品的表面，并生成"三手烟"的烟毒。"三手烟"的主要受害者为婴幼儿和儿童。据美国哈佛大学医学院研究，儿童喜欢抚摸和用舌头舔物体，并把手指放入口中，因此"三手烟"的烟毒对儿童造成的危害比成年人大 20 倍以上。家庭主妇、旅馆和家庭服务人员，由于接触旅馆和家庭中各种物体的机会比较多，因此是"三手烟"的主要受害者。

一定要重视"三手烟"问题，因为这些问题是日积月累的"叠加危害"，特别要关注"三手烟"对儿童的危害。一些年轻的父母知道吸烟对家人健康有害，不在家里和居室内抽烟，而到室外吸足了烟再回家，头发、毛衣或外套上会有烟草的有害物质，同孩子接触时，这些"三手烟"也一样对儿童的健康有害。我们希望全社会共同努力，通过立法在室内工作场所和公共场所禁烟，减少"二手烟"和"三手烟"对不吸烟者的健康危害。

▶ 低焦油卷烟是否可以降低肺癌的发病率

烟草企业不断改进卷烟加工工艺和设计，从而降低标准焦油量。卷烟包装上的低焦油宣传，使消费者误认为选择低焦油卷烟能减少危害，一些人还打消了戒烟的念头。研究证明，无论是从开始就吸低焦油卷烟还是转吸低焦油卷烟的人，他们的戒烟率均低于吸普通卷烟的人。戒烟率的降低又进一步使大量的吸烟者长期暴露在烟草的危害之中。

很多吸烟者会被误导。事实上，低焦油卷烟不能减少吸烟的危害。临床流行病学研究的结果证实，选择低焦油卷烟的吸烟者，其烟草相关疾病的风险并没有下降。标识为"淡味"和"低焦油"的卷烟没有实质性地降低吸烟者的患病风险。有研究发现，吸极低焦油（每支7mg）、低焦油（8~14mg）和中等焦油（15~21mg）过滤嘴卷烟的吸烟者，死于肺癌的风险与吸普通卷烟的吸烟者是一样的。还有研究发现，改吸"低焦油"卷烟的吸烟者，为弥补尼古丁摄取量的不足，往往用力将卷烟烟雾吸入肺部深处，促使肺腺癌（肺部深处发生的癌症）的发病率增加。

同时，机器测得的焦油含量不能代表吸烟者实际摄入的焦油量。过滤嘴周围有一圈或多圈的透气孔，机器吸烟时，会有一部分外界的空气通过这些透气孔被吸入，从而稀释被吸入的烟草烟雾，降低机器所测得的焦油浓度。然而，吸烟者吸烟的时候经常会用手指夹住或用嘴唇衔住这些小孔，所以在实际吸烟过程中，这些透气孔并不能真正起到稀释焦油和烟草烟雾的作用。

所有的烟草制品，包括所谓的"低焦油"卷烟，其危害都是严重的。吸烟者保护自己免受吸烟危害的唯一有效办法就是戒烟。

▶ 新型烟：水烟以及电子烟是否为香烟的无危害替代品

水烟是一种采用专用工具"水烟袋"，用水（或其他液体）过滤后吸入的一种烟草制品，主要在中东地区流行。它所使用的烟草一般是与蜂蜜或者各种水果混合而成的，有苹果、橙子、凤梨、草莓，甚至还有咖啡、口香糖和可乐等口味。

水烟常被很多商人出于商业目的宣传为无毒、无害，不会上瘾，是香烟的可替代产品。但是根据世界卫生组织发布的研究报告结果，水烟的危害可能比普通香烟更大。

2007年5月29日，世界卫生组织发布了一份研究报告，明确指出：

"用水烟管吸烟草并不是一种安全的选择""与传统认识不同,水烟管内冒出的烟雾含有少量有毒物质,是不可避免的"。报告中指出:"每天吸3次水烟,相当于吸1包纸质香烟",而且"水烟通常混合了蜂蜜和水果味道,与纸质香烟相比,长期吸水烟会增加吸烟者的吸烟量,吸水烟者可比吸纸质香烟者多摄入超过100倍的烟草量,还容易使吸烟者产生依赖"。在"二手烟"方面,"水烟对健康的危害比纸质香烟更大",同时,"水烟会给妊娠期女性造成更多不良影响"。

另一种新型烟为电子烟,又名虚拟香烟、电子雾化器,它与香烟的外观相同,与香烟的味道相似,甚至比普通香烟的口味要多很多,也像普通香烟一样能吸出烟,吸出味道。制造电子烟是为了戒烟和替代香烟。电子烟是非燃烧的,功效与普通香烟相似,能够满足尼古丁依赖。但事实上,电子烟无法达到完全戒烟的功效。

▶ 室内 PM2.5 的主要来源

你知道吗？PM2.5(细颗粒物)指数超过 $100\mu g/m^3$ 时,很多人会戴上口罩,生怕过度吸入。可只要点燃一支香烟,室内 PM2.5 指数便会急速上升,甚至"爆表"。香烟是室内空气 PM2.5 污染的主要来源。

香烟燃烧的烟雾(包括肉眼看不到的部分)是一些微小的颗粒物,从粒径来说,属于 PM2.5 的范畴,也是进入人体并对人体产生危害的主要来源。由于烟雾的微小颗粒物粒径仅为数微米,所以它们能在空气中停留很长时间不沉降。非气体密封的门窗不能完全阻挡烟雾的通过,这就是室内有人吸烟,在室外走道上也能闻到烟味儿的原因。吸烟者在一间 $35m^2$ 的房间内吸烟,测量空气中的 PM2.5 浓度。结果发现,在距吸烟者 3~6m 的位置,吸一支烟产生的烟雾可导致空气中 PM2.5 的浓度达到 $300\mu g/m^3$。根据我国对 PM2.5 的标准,PM2.5 小于 $75\mu g/m^3$ 为安全值。也就是说,试验结果是安全值的 4 倍。

人们特别关注室外 PM2.5 数值,超过 $100\mu g/m^3$ 就非常紧张,可是吸烟者长期处于 PM2.5 超标甚至"爆表"的环境,不仅自己吸入细颗粒物，而且影响其他人。有吸烟者认为："既然吸烟会将细颗粒物吸进肺中，我就站得远一点儿，这样就不会影响其他人。"其实，由于粒径微小的颗粒物重量轻，在空气中滞留的时间长且随风运动，所以很容易附着在室内的物品上，当人活动或风引起空气流动时，就会再次扬起，产生危害。一般来讲，在开窗通风良好的条件下，室内的 PM2.5 指数会在几分钟内迅速降低，考虑各个季节主风向、风力及各个房间高度、门窗大小、室内摆设、人员活动等因素对通风的影响，通常房间通风 30 分钟以上，才能有效消除室内烟雾的危害。

空气污染，肺癌正侵入都市生活 ✎

▶▶ 持续的雾霾天气与肺癌的关系

空气污染已经严重影响我们的生活和身体健康，那么空气污染到底是什么呢？按照国际标准化组织(ISO)给出的定义："空气污染(也叫大气污染) 通常是指由于人类活动或自然过程引起某些物质进入大气中，呈现足够的浓度，达到足够的时间，并因此危害人体的舒适、健康和环境的现象。"目前我们所知的空气污染物已经达到 100 多种，有自然因素造成的，也有人为因素造成的，且以人为因素为主。近年来大量的研究发现，大气污染是导致肺癌的主要原因，大气中的颗粒物(主要是 PM2.5)、硫氧化物、氮氧化物、多环芳烃、氡、重金属等污染物质都会导致肺癌的发生。

雾霾天气的形成固然有地理和气象的原因，如逆温天气、湿度等，但更重要的原因是人口增长、粗放式排放等带来的环境污染加重，进而导致空气质量下降。在全球变暖的大背景下，如果污染情况仍得不到有效治理，这种污染状况会愈演愈烈。

有调查显示，如果在 PM2.5 浓度为 $670\mu g/m^3$ 的空气中呼吸 1 天，相当于被动地吸了一支烟。这些可吸入细颗粒物流动性较差，不易扩散,很容易被人体吸收。若这些细颗粒物长时间黏附在肺泡里,易引发肺癌。

▶▶ 在 PM2.5"爆表"的环境下,如何保护自己

减少出门是自我保护最有效的办法。根据国际顶级流行病学期刊《美国流行病学》2012 年发表的北京大学前沿交叉学科研究院环境与健康中心研究员黄薇等人在西安市所做的 PM2.5 相关的流行病学研究,在排除年龄、性别、时间效应和气象因素等影响因素之后,当 PM2.5 浓度每增加 $103\mu g/m^3$ 时,居民的超额死亡风险会增加 2.29%,滞后时间为 1~2 天。心脑血管疾病增加的超额死亡风险更高,为 3.08%。如果雾霾天必须出门,最好不要骑自行车,避开交通拥挤的高峰期以及汽车多的路段,避免吸入更多的化学成分。也最好不要开私家车出行,多乘坐公共交通工具,为减少 PM2.5 做贡献。

卷烟、雪茄和烟斗在不完全燃烧的情况下会产生很多属于 PM2.5 范畴的细颗粒物,烟草烟雾含有数千种化合物,其中包括 69 种致癌物质和 172 种有害物质,会严重危害吸烟者本人和吸入"二手烟"者的身体健康,在这种雾霾天气下,更是"雪上加霜"。因此,在雾霾天气时,不论是外出还是在室内都应当尽量少吸烟。

在雾霾天气时,尽量不要开窗。若确实需要开窗透气,应尽量避开早晚雾霾高峰时段,可以将窗户打开一条缝通风,每次以 0.5~1 小时为宜。同时,家中以空调取暖者,要注意开窗透气,确保室内氧气充足。可以在自家阳台、露台和室内多种植绿色植物,如绿萝、万年青、虎皮兰等,因其叶片较大,吸附能力相对较强。还可以使用空气净化器和加湿器,市场上 80%的空气净化器都可以净化空气中的细颗粒物,对 PM2.5有很好的吸附效果,但在使用时要注意勤换过滤芯。

普通口罩对于空气动力学当量直径≤2.5μm 的空气颗粒基本不起作用,要阻挡 PM2.5 需要佩戴医用 N95 口罩,其能抵挡 95%0.3μm 的颗粒,在 PM2.5"爆表"的天气也能起到一定防护作用。要购买正规合格、与

自己脸型匹配的 N95 口罩,取下后要等到里面干燥后对折起来,以防呼吸的潮气让口罩滋生细菌。佩戴口罩的时间不宜过长,老年人和心血管疾病患者要避免佩戴,以免因呼吸困难导致头昏。

外出后进入室内要及时洗脸、漱口、清理鼻腔,去掉身上附着的污染残留物。洗脸时最好用温水,利于洗掉脸上的颗粒物。清理鼻腔时可以用干净棉签蘸水反复清洗,或者反复用鼻子轻轻吸水并迅速擤鼻涕,同时要避免呛咳。除了面部清洁外,身体裸露的部分也要清洗。

少吃刺激性食物,多吃新鲜蔬菜和水果,这样可以补充各种维生素和无机盐,还能够润肺除燥、止咳化痰、健脾补肾,还可以多吃豆腐、牛奶等食物。

厨房油烟污染,女性肺癌祸首 ✎

厨房油烟和女性肺癌的发生有明显关系。此外,餐饮业厨师的肺癌发病率比一般职业更高, 常在厨房做饭者比不常做饭者肺癌死亡率高了近 1 倍, 常在厨房做饭者患肺癌的概率甚至高于不常在厨房做饭的吸烟者。究其原因,多半是由烹饪方式和饮食习惯造成的,可以毫不夸张地说,厨房油烟已成了威胁人们生命健康的隐形杀手。

不久之前,上海公布的一项长达 5 年的肺癌流行病学调查发现,中青年女性长期在厨房做饭时接触高温油烟,会使其患肺癌的危险性增加 2~3 倍。专家调查后认为, 由于在厨房做饭时高温油烟产生有毒烟雾,使局部环境恶化,有毒烟雾长期刺激眼和咽喉,会损伤呼吸系统细胞组织,如果不加以保护,容易造成肺癌高发。

据统计,近几年上海女性肺癌的发病率增加得很快,尤其是 40~50 岁女性患肺癌人数已接近男性。对肺癌患者长达 5 年的追踪病因调查发现,70%的男性肺癌患者的病因是吸烟,只有 18%的女性患者因吸烟或长期被动吸烟(丈夫吸烟、工作在吸烟环境)导致肺癌。在非吸烟女性肺癌的危险因素中,超过 60%的女性长期接触厨房油烟,做饭时经常有眼和咽喉的烟雾刺激感;32%的女性做饭时喜欢用高温油煎炸食物,同时厨房抽油烟设施不良,厨房门窗关闭,厨房小环境油烟污染严重;还有 25%的女性家中厨房与卧室相邻,冬天很少打开窗户做饭,高温油烟久久不散,甚至睡眠时也在吸入高温油烟,有毒烟雾长期刺激眼和咽喉,损伤了呼吸系统细胞组织。调查表明,这种病因在城镇中老年女性肺癌患者中特别突出,危险因素是正常人的 2~3 倍。

▌▶ 健康烹饪,远离油烟

动物试验表明,将食用油加热到 270~280℃时产生的油雾凝聚物,可以导致细胞染色体损伤,这被认为与癌症发生有关。不加热的油没有这种危害,未加热到 240℃时,危害性较弱。所以,食用油加热温度过高会产生大量有害的致癌物质,特别是油炸食品时,产生的厨房油烟很多,对身体危害很大。反复加热的食用油(如多次用来油炸食品的食用油),不仅本身含有致癌物质,而且所产生的油烟中含致癌物更多,危害性更大。临床分析发现,肺癌患者除了与吸烟关系较大外,还与经常吸入高温油产生的油烟有直接关系,这些患者多为 50 岁以上,有较长时间的烹饪史。

▌▶ 从改变烹饪习惯开始

要远离肺癌,就请从远离厨房的油烟做起,提倡改良厨房的通风设备,倡导改变烹饪习惯。其最根本的目的是减少油烟在厨房中的停留时间,对一般家庭来说,厨房要经常保持自然通风,同时还要安装性能、效果较好的抽油烟机。此外,做饭时的油温也要有所控制,尽量不超过 200℃(以油锅冒烟为极限),多使用微波炉、电饭煲、电烤炉等厨房电器产品,尽量避免油烟的伤害。同时,在饮食上应注意多摄入含有维生素 A、胡萝卜素的蔬菜和水果等。

11

温馨提示

研究发现,厨房油烟与做饭时油的温度有直接关系:当油烧到150℃时,其中的甘油就会生成油烟的主要成分丙烯醛,它具有强烈的辛辣味,对鼻、眼、咽喉、黏膜有较强的刺激,可引起鼻炎、咽喉炎、气管炎等呼吸系统疾病;当油烧到"吐火"时,油温可达350℃,这时除了产生丙烯醛外,还会产生凝聚体,不仅会使人产生"醉油"症状,还会导致慢性中毒,容易诱发呼吸和消化系统癌症。

▶ 家用能源

世界上大约有30亿人仍然在家用明火和开放式炉灶中使用固体燃料(如木柴、作物废弃物、木炭、煤炭和动物粪便)进行烹饪和取暖。这些人大多家境贫寒,生活在低收入和中等收入国家。这种低效的烹饪燃料和技术会造成室内空气高度污染,产生大量对健康有害的污染物,包括可渗透到肺部深处的微小烟尘颗粒。在通风不良的住所,室内烟雾会比可接受的微小颗粒水平高出100倍。女性和幼儿在炉边待的时间最长,所接触的污染特别多。每年有430万人过早死于因低效使用固体燃料产生的室内空气污染而导致的疾病(2012年数据)。在这些死者中,6%死于肺癌。

▶ 燃料排气的注意事项

油烟散发的有毒油烟量是1支香烟的上千倍,人每天在这种环境中吸入的有毒油烟,比在1小时内吸两包烟还多。因此,选择1台大风量、吸排效果好,并且正确安装的吸油烟机,对快速清除厨房油烟和保护身体健康至关重要。

油烟机的安装高度一定要恰当,这样既能保证不碰头,又能保证吸油烟的效果。正常的安装高度为:吸油烟机底部距灶面 90cm。气味降低度测试和延时关机功能可有效清除厨房残留油烟。"免拆洗"并非不需要清洁,还是需要经常清理吸油烟机的滤油网并擦拭外观,以延长使用寿命。在点火的同时打开吸油烟机;不要一炒完菜就关闭吸油烟机,至少再开 3 分钟。90% 的家庭仍在使用传统吸油烟机,仅 10% 的家庭使用第四代侧壁式吸油烟机。侧壁式吸油烟机采用近距离侧吸的方式,它在灶台上形成一个大气罩,几乎可去除 100% 的油烟。传统吸油烟机上方烟罩与灶台距离远,中途油烟易扩散,油烟去除率不超过 70%,在有风的情况下,油烟可能全部扩散。

隐形危害,别让生活细节诱发肺癌 ✎

▶ 关于装修材料,你所不知道的事儿

随着人们生活水平的提高,注重生活品质的人越来越多,装修自己的家是很多人乐此不疲的事情,但是在挑选装修材料时,你是否注意了这些装修材料的品质问题呢?除吸烟外,环境因素(如装修材料)导致的室内污染也是引发肺癌的重要原因。人们在装修过程中往往忽视了室内环境污染,看似漂亮时尚的居室,却像个隐形杀手存在于我们身边,因为装修时使用的材料中存在大量的有害物质,如甲醛、氨、苯、氡等。

世界卫生组织公布的研究成果表明,室内的氡已成为仅次于吸烟的肺癌第二大诱因。氡气是一种天然放射性气体,无色无味。氡气这样的放射性气体通过呼吸道进入人体,首先伤害肺,人体细胞有自我修复的能力,刚修复好,又吸收放射性物质,细胞继续修复,时间长了,细胞变性了,修复功能转变成破坏功能,正常细胞变成了癌细胞。大家都知道房子刚装修完会有甲醛,会影响健康。其实氡气比甲醛更可怕,它有

别于氨、甲醛和苯等可挥发的气体,这些可挥发气体会随着时间慢慢散发掉,而氡是镭元素衰变而来的,是一种有源的有害气体,镭可不断地衰变出氡,只要有镭在,就会有氡气,我们只能把已产生的氡气排出,而镭元素完全消散要上千年时间。

什么地方会有氡?自然界的土壤、地下水、空气和石头中都有氡,一些含重金属的石头释放出来的氡气特别多,装修时用到的大理石、花岗岩也含有氡。中国辐射防护与核安全专家王作元教授进行了《室内氡与其他因素对肺癌危险度影响》的研究,他认为居室内低浓度的氡也会导致肺癌发病率的增加。1982年联合国原子辐射效应科学委员会的报告指出,建筑材料是室内氡的最主要来源;如果建筑装饰材料中天然放射性核素含量过高,如一些超标的煤渣砖、石材、高氡放射率的轻型发泡混凝土等,也会导致室内氡浓度增高。

虽然目前国内还没有室内氡与肺癌发病的相关研究数据,但对国际上提出的肺癌可能由室内氡引起的结论必须加以重视和警惕。世界卫生组织最新研究显示,氡的接触量与肺癌的风险成正比。平均每立方米空间内氡含量升高100贝克,肺癌风险增加16%。根据全球各地区平均的氡含量水平估算,由氡引发的肺癌病例占各地区所有肺癌病例的3%~14%。

因此,在装修时要注意装修材料的选择,尽量少用天然石材,减少辐射源;还要注意通风,不要急着入住新装修的房子,要多通风,把已形成的氡气排出去,经环境监测单位检测合格后再入住。值得注意的是,加湿器、化学制剂等都不能去除氡气。

▶ 挥发性有机化合物

VOC是挥发性有机化合物(Volatile Organic Compounds)的英文缩写。挥发性有机化合物是指在常压下,沸点为50~260℃的各种有机化合物。在目前已确认的900多种室内化学物质和生物活性物质中,VOC至少在350种以上,其中20多种为致癌物质或致突变物质,若长期接触,则可能导致癌症(肺癌、白血病)或流产、胎儿畸形和发育迟缓等。故其对孕妇、儿童等特殊人群影响最大。室内空气中的 VOC 主要来源于建筑材料和装饰材料,如油漆、涂料、密封剂、黏合剂、地面覆盖物、墙面覆盖物和家具等。

VOC 中危害最大的两种化学成分(即苯和甲醛)对人体的影响简单介绍如下。

苯的危害:苯是具有特殊气味的一种有机化合物,如胶水、油漆、涂料、溶剂、墙纸黏合剂等,含有大量的苯、甲苯和二甲苯等。慢性苯中毒主要使骨髓造血功能发生障碍。人在散发着苯气味的密闭房间里,会出现头晕、胸闷、恶心、呕吐等中毒症状。

甲醛的危害:甲醛是无色、具有强烈刺激性气味的气体,其水溶液通称甲醛溶液(也称福尔马林)。室内燃料和不完全燃烧的烟叶、建筑材料、装饰用品、车内饰品及许多使用了有机涂料和材料的生活用品等均会散发甲醛。甲醛对黏膜有强烈的刺激作用,对眼、鼻和呼吸道的刺激作用最强,是一种致癌物质,可引起皮肤过敏,还可影响中枢神经系统,长时间吸入可诱发肺癌。

室内空气中挥发性有机化合物的来源与室内甲醛类似,且更加广泛,主要来源如下。

(1)建筑材料、室内装饰材料、生活用品以及办公用品。例如,有机溶剂、油漆及含水涂料;黏合剂、化妆品、洗涤剂、捻缝胶;人造板泡沫隔热材料和板材;壁纸及其他装饰品;纤维材料(如地毯、挂毯和化纤窗帘);办公用品(如油墨、复印机、打印机)。

(2)家用燃料、不完全燃烧的烟叶、粪便等。

(3)室外的工业废气、汽车尾气、光化学烟雾等。

室内空气中总挥发性有机化合物与室内温度、相对湿度、材料的装载度、换气次数(室内空气流通量)等因素有关。鉴于 VOC 的高挥发性,在选用 VOC 含量低的优质墙面漆的同时,还应将新装修的房子空置一段时间,保持通风,减少 VOC 在空气中的残存量。针对新装修房屋所受到的 VOC 污染，一些绿色植物是较有效的天然除味剂。美国宇航局的科学家们研究发现，在 24 小时照明的条件下，一盆芦荟可以消除 $1m^3$ 空气中所含的 90% 的甲醛；一盆吊兰可以将火炉、电器、塑料制品散发的一氧化碳和过氧化氮全部吸收，同时还能吸收 86% 的甲醛；虎尾兰等叶片硕大的观叶植物可以吸收室内 80% 以上的有害气体；而杜鹃则是吸附放射性物质的能手。因此，在 $15m^2$ 的居室中，摆上两盆吊兰或虎尾兰，就可以保持空气清新，减少 VOC 的危害。

▐▶ 你是否了解汽车内环境

无论是进口汽车，还是国产汽车，汽车内空气安全状况都令人担忧。"多环芳烃""甲醛""苯"等车内空气有毒物质的名字越来越引起人们的注意，其危害更是令人担忧。

汽车内存在很多可能挥发异味的载体，如座椅的皮革以及发泡海绵、仪表板、车门内衬板等塑料材质的配件，这些载体会发出一些有毒气体（如苯、甲醛、丙酮、二甲苯等），加之车内空间相对狭小封闭，有毒气体不易扩散，更容易使人出现头痛、乏力等症状。除了汽车本身的配件外，一些人为的装饰以及车载芳香剂也容易产生有害气体。车载香水质量参差不齐，需要广大车主谨慎选择。随着天气日渐寒冷，很多车主会紧闭车窗保暖，这时用上一点儿香水，可以给车内带来持久香气，感觉似乎更加温馨。但目前市场上销售的很多车载香水为"三无"产品。劣质香水中含有苯类、醛类等致癌物质，对人体危害很大。

汽车内空气安全问题并不是一个新话题。2013 年 3 月 15 日，国家质量监督检验检疫总局（现为国家市场监督管理总局）公布的 2012 年汽车产品缺陷信息投诉情况显示，车内异味已经成为车主投诉最为集中的问题之一。几年来，因存在问题而被曝光的企业、车型不少，虽然早在 2012 年 3 月，环保部（现为国家生态环境部）和国家质量监督检验检疫总局就联合发布《乘用车内空气质量评价指南》，但汽车内空气安全问题一直没有得到很好的解决。

目前,改善汽车内空气质量最简单同时也是最有效的方法,就是让汽车中的有毒气体尽快散发。犹如装修后的新房需要闲置一段时间进行通风,待有害气体散尽后再入住一样,汽车也需要多通风。此外,定期清洗汽车空调管道,及时更换汽车空调过滤器,使用活性炭吸附过滤、车载氧吧、臭氧、气触媒、光触媒等方式进行消毒等,也可以起到改善汽车内空气质量的作用。专家也建议,应该尽量利用车内外的空气流通,冲淡车内原本存在的有毒物质。即使出厂时车内污染严重,只要坚持开窗行驶,并多晒太阳加速有毒气体挥发,最多数月就能使车内的污染物消散。为了尽快消除新车内的皮革异味,可以选择如活性炭之类的吸附物来替代车载香水,这样不但可以起到较强的吸附作用,而且对人体没有危害。

心理因素对肺癌的影响

▶ 生气伤脏器

致癌的因素十分复杂,而心理因素在癌症的发生和发展中起重要作用。现代医学发现,癌症好发于一些受到挫折后,长期处于精神压抑、焦虑、沮丧、苦闷、恐惧、悲哀等情绪的人中。心理因素并不能直接致癌,但它却往往以一种慢性的、持续性的刺激来影响和降低身体的免疫力,增加癌症的发生率。

英国伦敦大学的一些学者,经过 20 多年的研究发现,人的性格可以分为 4 类,而且性格与疾病有如下关系。

1 型性格:依赖性大,忧虑时易产生绝望感和无力感,属于易患癌症类型;

2 型性格:依赖性小,忧虑时易生气和激动,属于易患缺血性心脏病类型;

3 型性格:兼具 1 型和 2 型性格特点,属于性格障碍性类型;

4 型性格:有自律性,应激能力好,属于正常类型。

17

上述这些人的疾病特点,也明显符合这样的规律。因此,有人把1型性格称为"癌症性格""肿瘤人格",还有人称其为"C型行为"。癌症性格是指容易导致癌症的个人性格特征。人的性格与癌症关系密切,相关统计资料显示,癌症患者一般有某些特定的性格特征,具有这些性格特征的人与其他性格的人相比,更容易患癌症,因此称为"癌症性格"。

癌症患者病前大多经历了亲人故去、失恋、离婚、失业、降职或天灾等重大生活变故,这些重大生活事件加之负性情绪极易形成"癌症性格"。这类人群普遍性格内向,表面上逆来顺受、毫无怨言,内心却怨气冲天、痛苦挣扎,有精神创伤史;情绪抑郁,爱生闷气,但不爱宣泄;生活中一件极小的事情便可使其焦虑不安,情绪总处于紧张状态;表面上处处以牺牲自己来为别人打算,但内心却极不情愿;遇到困难时,开始不尽力去克服,拖到最后又要挣扎;害怕竞争,逃避现实,企图以姑息的方法来达到虚假的心理平衡,等等。

人体神经系统中的内分泌系统和免疫系统共用一套信号。一旦受到"癌症性格"的干扰,就会导致神经内分泌活动紊乱,器官功能活动失调,并使身体免疫力降低,免疫监视功能减弱,进而影响免疫系统识别和消灭癌细胞的监视作用,易导致癌细胞转化和突变。

▶▶ 中医解读"癌症性格"

中医理论体系注重人的思想、情感、行为等心理因素与身体疾病的相互关系,从另外一个角度为我们揭开了癌症之谜。

中医认为气血是人体生命活动的根本,气机阻滞、瘀血内停是癌症的发病机制,而情志失调是导致气血失调的重要原因之一。人有七情:喜、怒、忧、思、悲、恐、惊。它们是人体正常的情绪表现,但是如果太过就会成为致病因素。《黄帝内经》记载:"百病生于气也。怒则气上,喜则气缓,悲则气消,恐则气下,寒则气收,炅则气泄,惊则气乱,劳则气耗,思则气结。"可见七情所伤最容易致气机紊乱,从而形成气滞、气逆、气陷、气闭、气脱的病理状态,致使脏腑受损,出现器质性病变。

情绪导致气血状态的改变可以从以下几个方面来理解。

(1)人的思想、情感、行为的变化对气血在体内的流动方向有定向性和定位性。例如,在发怒的时候,气血被定向地导引向上,这时人表现为面红耳赤、怒目圆瞪、声调高亢;对问题思虑过度、多疑、猜想、嫉妒等,则气血流动不畅,定位于脏腑之间,造成脾胃运化无力,出现食欲下降、脘腹胀满等症状。这就是怒则气上,思则气结。《黄帝内经·灵枢》中的《百病始生篇》记载:"气上逆则六俞不通,温气不行,凝血蕴里而不散……而积皆成矣。"无论气上还是气结,最终都将导致气行不畅,气血凝滞,诱发癌症。

(2)思想、情感、行为变化所致的气血变化对身体有滞留性。①情绪的波动在事件发生当时使气血上逆,事件过后,似乎就没有特殊感觉了。实际上,如果没有从心理上完全消除对该事件的嫌隙,这种气血上逆的病理改变会在身体内一直保留。②即使心情完全恢复了平静,但身体内已经发生的变化也会保持一段时间才能消失。③若情绪经常波动,不正常的气血状态还会累积。长期非生理状态的气血变化最终会导致病变的发生。

(3)思想、情感、行为的变化导致气血亏虚,正气不足,难以抵抗病邪侵袭。《黄帝内经》记载:"正气存内,邪不可干""邪之所凑,其气必虚"。疾病的发生不仅与致病因素有关,而且与正气的强弱有关。也就是说,如果人的身体健康,免疫系统正常,是有对抗致病因素(即癌细胞)的能力的。在七情中,悲和忧都耗伤正气;思伤脾,以致运化不利,精血不足,最终导致正气衰弱。可见,不良的思想、情感、行为可降低人体免疫系统杀伤癌细胞的能力,导致癌症的发生。

第二章

肺癌的诊断

肺癌的两种类型 ✍

肺癌按其细胞形态特征和生物学行为可分为小细胞未分化癌(也称小细胞肺癌)和非小细胞肺癌两大类型。

▸ 小细胞未分化癌

小细胞未分化癌的细胞形态类似于燕麦颗粒,故又被称为燕麦细胞癌。其约占所有肺癌的 20%,多见于长期大量吸烟的年轻男性患者。小细胞未分化癌多起源于较大的支气管,大多数为中心型肺癌。小细胞未分化癌组织分化程度低、生长快,早期就可以发生淋巴结转移和血行转移,且淋巴结转移广泛,转移淋巴结体积往往大于肺部原发病

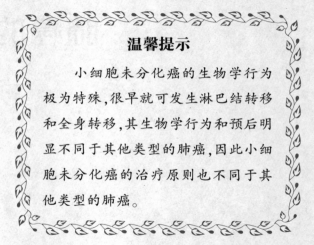

温馨提示

小细胞未分化癌的生物学行为极为特殊,很早就可发生淋巴结转移和全身转移,其生物学行为和预后明显不同于其他类型的肺癌,因此小细胞未分化癌的治疗原则也不同于其他类型的肺癌。

灶。远处转移以脑转移和骨转移最为常见。在所有肺癌类型中,小细胞未分化癌的预后最差。其对放射治疗(简称"放疗")和化学药物治疗(简称"化疗")高度敏感,但停止治疗后绝大多数患者会出现肿瘤复发。小细胞未分化癌的治疗方案与其他类型肺癌明显不同,强调以全身化疗为主,辅以局部放疗或手术治疗。

▸ 非小细胞肺癌

除小细胞未分化癌外,其他类型的肺癌统称为非小细胞肺癌。其主要有以下几种类型。

鳞状上皮细胞癌

鳞状上皮细胞癌简称"鳞癌"，在肺癌的各种类型中以鳞癌最为常见，占所有肺癌的30%~50%。鳞癌与吸烟的关系较为密切，一般多起源于较大的支气管，即多为中心型肺癌。鳞癌一般生长较为缓慢，病程较长，发生远处转移较晚，并且通常先经淋巴循环转移到淋巴结，之后才发生血行转移。在各种肺癌类型中，其接受手术切除治疗的比例最高。

腺癌

腺癌大多起源于较小的支气管黏膜上皮，因此腺癌多位于肺的外周部（即周围型肺癌），呈球形，靠近胸膜。腺癌患者以女性多见，并且与吸烟无明显关系。腺癌在疾病早期往往无明显症状，常常在胸部 X 线或胸部 CT 检查时被发现，肿瘤生长较为缓慢，但在早期就可发生远处转移。有些腺癌病例是在出现远处转移症状后经过系统检查才得以明确诊断。腺癌的发病率近年来逐渐增加，在西方国家已经居所有肺癌类型的第一位，这可能与被动吸烟和大气污染加重有一定关系。

细支气管肺泡癌

细支气管肺泡癌是腺癌的一种特殊类型，发病率较低，占所有肺癌类型的 3%左右，并且以女性多见。细支气管肺泡癌生长缓慢，分化程度较好，癌细胞沿肺泡壁和细支气管壁生长、播散，并不破坏肺组织结构。大多数细支气管肺泡癌位于肺野的周围部分，呈孤立的或多发的圆形或椭圆形结节，病变呈浸润性生长，可累及一侧全肺或双侧肺叶，且常累及胸膜，产生胸腔积液，病变广泛时易发生呼吸衰竭。

未分化大细胞癌

未分化大细胞癌是较为少见的肺癌类型，50%以上起源于较大的支气管，肿瘤恶性程度高，体积巨大，早期无明显症状就能发生淋巴结或血行转移，有时在远处转移灶出现症状时才能做出肺未分化大细胞癌的诊断。

支气管腺瘤

支气管腺瘤是起源于支气管黏膜的黏液腺或腺管上皮的原发性低

度恶性肿瘤。其发病率较低,只占所有肺癌类型的 2% 左右,多发生于较大的支气管,生长缓慢,肉眼观察肿瘤边界清楚,血运丰富,常常侵袭邻近组织,也可发生远处转移,若切除不彻底,则容易发生局部复发。

支气管腺瘤多见于年轻女性,常见的临床症状为刺激性咳嗽、咯血,肿瘤常阻塞较大的支气管,引起阻塞性肺不张和阻塞性肺炎。支气管腺瘤又分为以下类型。

(1)支气管类癌:为最常见的支气管腺瘤,绝大多数起源于较大的支气管黏膜内,含有神经内分泌颗粒的嗜银细胞,属于中心型肺癌。主要在支气管黏膜下生长,可突入支气管腔内,形成表面光滑富含血管的息肉状肿块,极易发生出血。有些支气管类癌同时向支气管腔内和腔外生长,在支气管内和支气管外都形成肿块。支气管类癌一般生长缓慢,病史较长,临床上可见咳嗽、咯血、支气管阻塞,以及面部潮红、腹泻等副癌综合征症状。手术切除后治疗效果较好,手术后 5 年生存率可达80% 以上。但部分非典型类癌可发生淋巴结转移和远处转移,预后较差。

(2)支气管腺样囊性癌:又称圆柱形腺瘤或圆柱瘤,比较少见。其多起源于支气管黏膜腺管或分泌腺,大多数发生在气管下端或近端主支气管。腺样囊性癌的恶性程度较高,常累及支气管壁及其周围肺组织,导致支气管阻塞,还可发生淋巴结转移和远处转移。

(3)黏液表皮样癌:为最少见的支气管腺瘤类型,起源于支气管黏膜内的黏液腺,常呈息肉状,有蒂,肿瘤表面黏膜完整,并可分泌黏液。黏液表皮样癌恶性程度较低,手术治疗效果良好。

此外,少数患者的肺部肿瘤中可同时存在两种或两种以上不同组织学类型成分。比如腺癌组织中存在鳞癌成分或鳞癌组织中有腺癌成分,小细胞未分化癌中有非小细胞肺癌成分。此种肺癌被称为混合型肺癌。

先分期,后治疗

科学正确的临床分期是规范化治疗的前提。在肺癌治疗前,一定要

进行各项临床分期检查，然后再制订治
疗方案。

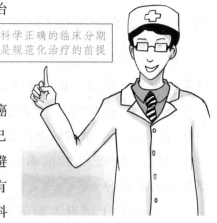

科学正确的临床分期
是规范化治疗的前提

肺癌分期

准确的临床分期有助于医生为肺癌
患者制订科学合理的治疗方案,使那些已
有远处转移、不应该做手术的肺癌患者避
免承受开胸手术之苦,使那些原本并没有
转移的肺癌患者得到及时科学的以外科
手术为主的多学科综合治疗。

我们把肺癌分为Ⅰ期、Ⅱ期、Ⅲ期和Ⅳ期,而Ⅰ~Ⅲ期肺癌又可以再
分为Ⅰa期、Ⅰb期、Ⅱa期、Ⅱb期、Ⅲa期和Ⅲb期。

早期肺癌(Ⅰ期肺癌)

如果肺癌患者出现了局限于肺内的肿瘤,没有外侵,并且没有肺门
和纵隔淋巴结转移,我们称此种肺癌为"早期肺癌",又称为Ⅰ期肺癌。

Ⅱ期肺癌

如果肺癌患者出现了肺门淋巴结转移,我们就将其定义为"早中期
肺癌",又称为"Ⅱ期肺癌"。

Ⅲa期肺癌

如果肺癌患者出现了纵隔淋巴结转移(同侧),我们就将其列入"局
部中晚期肺癌",又称为"Ⅲa期肺癌"。

Ⅲb期肺癌

如果肺癌患者出现了纵隔淋巴结转移（对侧）或锁骨上淋巴结转
移,我们就将其列入"局部中晚期肺癌",又称为"Ⅲb期肺癌"。

Ⅳ期肺癌

如果肺癌患者出现了肺外转移,如脑转移、骨转移、腹腔转移,就属
于"晚期肺癌",又称为"Ⅳ期肺癌"。

Ⅲ▶ 早、中、晚期肺癌的不同治疗方法

早、中、晚期肺癌的治疗方法是不一样的,早、中、晚期肺癌的治疗效果也是不一样的。要判断肺癌属于早期、中期或晚期,需要了解肿瘤的大小、部位、侵及范围、有无侵及周围组织器官、有无肺外其他脏器的转移,这就是我们常讲的肺癌临床分期。由于肺癌容易发生脑转移、骨转移和腹腔转移, 治疗前确定患者是否有肺外远处转移对医生和患者都是至关重要的。

举个例子,1 例患者胸部 X 线和胸部 CT 发现肺部孤立性结节阴影,经支气管镜活检确诊是肺癌,胸外科医生未经任何分期检查,直接为患者"成功地"实施了肺切除手术。自认为预后良好的患者在很短的时间之后发现肺外有多发转移,如脑、肝脏、骨骼等部位的转移。事实上,患者在手术前就已经出现了肺外转移,只是手术医生没有例行分期检查,没有发现肺外转移。如果术前做了腹部超声、颅脑磁共振、全身骨扫描等检查,就能够及早发现肺外转移,从而使患者避免做开胸手术,选择其他的治疗手段。

TNM 分期

肺癌最常用的临床分期方法是采用国际通用的 TNM 分期 (T 代表原发肿瘤,N 代表区域淋巴结,M 代表远处转移)。

肺癌临床分期检查包括胸部 CT 和纤维支气管镜。其是进行肿瘤 TNM 分期最常用的手段,对于未能明确病理组织学诊断的肺内结节,纤维支气管镜穿刺活检和 CT 引导下肺穿刺活检是非常必要的手段;可视胸腔镜对于不明原因胸腔积液的诊断有独特优势。颅脑磁共振、腹部超声或 CT 以及全身骨扫描检查是排除肺外转移最常用的手段。

目前这些肺癌临床分期检查已经作为中国抗癌协会和中华医学会编制的肺癌临床诊疗常规检查项目,并且进入国家和各省市医疗保险报销目录。如果医生没有安排这些分期检查直接就计划安排手术,那么这种手术是非常不规范的,可能存在很多问题。

电视纵隔镜

近年来开展的电视纵隔镜检查可以准确地判断是否存在纵隔淋巴结转移。有大量的临床研究证实,30%~50%的胸部 CT 提示的纵隔淋巴结转移是假阳性。随着 PET、PET-CT 和 SPECT 的应用、电视纵隔镜的开展和

> **温馨提示**
>
> 这些肺癌分期检查项目已经列入北京市和许多省市医疗保险报销目录。作者认为这些检查是作为肺癌治疗前必须要完成的检查项目,特别是对于那些需要手术治疗的中老年肺癌患者尤为重要,对于参与全国多中心和国际合作项目的肿瘤医院和肺癌中心更为重要!

肺癌手术常规进行系统性纵隔淋巴结清扫,我们也发现接近50%的胸部 CT 报告的纵隔淋巴结转移是假阳性,实际上没有转移。很多国家在肺癌手术前常规进行电视纵隔镜检查,我国只在一些规模大的大学肺癌中心和少数肿瘤医院胸外科开展,如首都医科大学肺癌诊疗中心/宣武医院胸外科已经常规开展胸部 PET 结合电视纵隔镜手术进行淋巴结分期。

分期检查新技术

近年来,正电子发射计算机断层扫描(PET)和 PET-CT 检查、超声内镜引导下细针穿刺活检术(EUS-FNA)、超声内镜引导下支气管镜活检(EBUS-TBNA)和磁导航技术的临床应用,使肺癌治疗前纵隔淋巴结临床分期更加准确。特别是 PET 和 PET-CT 检查,可以改变传统的临床分期,使医生制订的治疗方案更加科学合理,使患者受益。

肺癌的早期症状 🖊

肺癌早期常常因病灶小(约有 1.5%的患者在胸部 X 线片或胸部CT上找不到病灶),或肿瘤所在部位对周围肺组织影响不大,约有 6%的患

者没有任何临床症状。有时在胸部 X 线片上发现病变,或痰细胞学检查阳性时,患者仍然没有症状。肺癌的症状和体征与肿块发生的部位、大小、病理类型,以及肺癌产生的某些具有生物活性的物质(包括激素、抗原、酶等)的差异及患者对肿瘤的反应程度相关。

▶ 早期症状

咳嗽

肺癌早期的主要症状可有咳嗽、咯血、发热、胸背痛、胸闷、气短或乏力等。咳嗽为首发症状者约占 45%,中心型肺癌的咳嗽症状出现较早,往往呈阵发性、刺激性呛咳,痰量较少或无痰。痰中带血或咯血为首发症状者约占 20%,咯血是容易引起人们重视的症状,是肺癌较有特征性的症状,往往是痰中反复带有鲜血丝或小血块,早期一般不引起大咯血。胸痛的部位在早期可呈弥散的、不固定的或呈持续性钝痛。少数患者可有喘憋或出现哮鸣音。

肺部疾病治愈后症状改变

慢性支气管炎、肺结核、肺部各种疾病治愈后发生瘢痕的患者,其肺癌发病率比普通人群高 1~10 倍。当这些患者并发肺癌时,其原有症状常有所改变,如痰中反复带血丝,咳嗽发呛,胸痛加重且持续时间较长。

肺癌的肺外表现

肺癌的肺外表现有杵状指(趾)、增生性骨关节病、皮肌炎、肌无力样综合征、内分泌紊乱等,可早于呼吸道症状出现,为早期诊断提供线索。

▶ 早发现、早治疗

由于晚期肺癌的治疗效果不佳,早发现、早治疗就成了肺癌防治的重要手段。如何才能做到早期诊断呢?

定期体检

我们提倡 45 岁以上居民每年进行体格检查,体检应包括拍摄 X 线正、侧位胸部 X 线片。吸烟者 35 岁就应该每年进行体检。重度吸烟者

(每天吸 2 包烟,烟龄达三四十年)每半年就要进行一次胸部的体检,这是简单易行地发现早期肺癌最好的办法。如果有条件,建议对 55 岁以上的中重度吸烟者进行胸部低剂量螺旋 CT 的筛查。

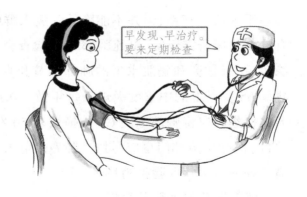

早发现、早治疗。要来定期检查

为什么肺癌确诊时,多已到中晚期

乳腺癌可触及乳腺包块。食管癌进食发噎,易发现症状并就诊。通过健康普查,妇科肿瘤也可以被早期发现。很多癌症都有典型的早期症状,而肺癌没有特别典型的早期临床症状,如早期中心型肺癌可能出现咳嗽带血痰、刺激性咳嗽。如果不是通过体检,而是通过出现声音嘶哑、胸闷气短、检查胸部 X 线发现胸腔积液就诊,特别是一些患者以远处转移的症状就诊,比如是以肝转移、骨转移、脑转移为首发症状,这样先发现远处转移症状,然后再做检查,发现的肺癌几乎都是晚期肺癌。从某种意义上来讲,由于肺癌缺乏早期的、特异性的症状,同时也缺乏特异性的检查手段,使得很多肺癌患者临床就诊时就是肺癌晚期了,所以,这也是肺癌高死亡率的一个主要原因。因此,需要格外关注肺癌的高危人群。

肺癌的高危人群包括:①中老年人群;②重度吸烟者(吸烟指数大于 400);③生活在肺癌高发区的人群;④之前有慢性肺部疾病的病史。作者认为,这些人群在每年的体检中都应该关注。

出现症状早就诊

如果出现下列症状必须警惕,要及时到医院就诊,拍摄胸部 X 线片:如刺激性干咳,痰中带血,或平时也咳嗽,但是咳嗽有规律,咳嗽的习惯突然改变了。

已有证据表明,单纯依靠胸部 X 线检查能够发现更多的早期肺癌,提高手术后生存率,但并不能降低肺癌人群的死亡率。近年来,各国已有许多临床研究证实,单纯胸部 X 线检查会漏诊部分早期肺癌,诸如心缘角后、脊柱旁和膈肌水平的肺部结节和直径小于 0.5cm 的微小结节。建议 55 岁以上的中重度吸烟者每年做一次胸部螺旋 CT 扫描。有条件的体检集团应将胸部螺旋 CT 扫描列入 50 岁以上人群体格检查的常规项目。医疗保险部门也应尽快将肺癌高危人群的低剂量胸部螺旋 CT 扫描检查列入医疗保险报销目录。

晚期肺癌的九种并发症

晚期肺癌可以引起一系列严重并发症,一些并发症可迅速威胁患者的生命,必须及时处理。这些严重并发症包括:

(1)肺癌病灶内血管溃破导致的突发大咯血。

(2)肿瘤堵塞支气管引起阻塞性肺炎等严重感染,导致持续高热,甚至发生感染中毒性休克。

(3)肺癌转移至脑引起颅内高压综合征,严重者可发生脑疝,危及生命。

(4)肺癌转移至心包引起大量心包积液,导致患者出现心悸、气短、血压降低,甚至休克。

(5)肺癌或其转移病灶压迫上腔静脉,引起上腔静脉梗阻(即上腔静脉综合征),出现头颈部水肿、胀痛,甚至导致呼吸困难、神志不清等。

(6)由于黏稠的痰液或血凝块阻塞气管、支气管导致窒息。

(7)肺癌细胞分泌激素,引起低血糖、低血钙、高血钙、低血钾、高血钾、低血钠、低血磷等代谢紊乱,出现频繁呕吐、晕厥、精神错乱、心律失常等。

(8)肺癌转移至脊柱压迫脊髓,导致肢体感觉障碍和运动障碍,甚至发生截瘫、大小便失禁等。

(9)大量胸腔积液可导致呼吸、循环衰竭,严重者可危及生命。

◀▶ 肺癌的诊断

X线检查

X线检查是诊断肺癌最常用的、最基本的手段之一。包括胸部透视、胸部X线、胸部CT等多种方法。通过胸部X线检查可以了解肺部肿瘤的部位和大小。普通胸部X线可以比较清楚地显示肿瘤的密度、边界、胸膜改变、中心液化等特征,故一般先拍胸部X线片,进一步检查时,再做胸部CT,在了解病变的位置、与周围脏器的关系、胸膜小结节或少量胸腔积液、节段性肺不张、纵隔淋巴结肿大、肺部微小转移灶等方面,胸部CT优于普通胸部X线。

为了预防肺癌,哪些人需要做胸部X线检查

重度吸烟者

即每天吸烟超过20支,或者是烟龄大于20年,每年吸烟大于400支的吸烟者,要注意定期做胸部X线检查。

长期咳嗽、咳痰者

凡以往无慢性呼吸道疾病者,尤其是40岁以上者,经过积极治疗,咳嗽持续3周以上不止,应警惕肺癌的可能性。长期咳嗽者,如果咳嗽性质发生了改变(如出现刺激性干咳,或者咳嗽声呈金属声),也应当及时去检查。特别是痰中带血,哪怕只发生1次,也不要忽略这个重要的信号,如果是反复多次出现痰中带血,更要引起重视。出现胸痛症状者占肺癌患者的50%以上,特别是周围型肺癌,胸痛可为首发症状。胸痛常固定于病变部位,早期多呈间歇性隐痛。体位改变、深呼吸和咳嗽时可使之加剧。因此,凡出现不明原因的固定部位的胸痛,均应及时到医院做胸部X线检查。

身体出现不明原因肿块者

如出现淋巴结肿、皮肤结节、头皮肿块等,应做胸部X线检查,排除肺部肿瘤。

有特殊肺外表现者

如男性一侧的乳房有肿块,出现杵状指、关节肿块等症状时,应做胸部 X 线检查。

出现不明原因声音嘶哑或吞咽困难者

若出现此现象,应及时做胸部 X 线检查。

有陈旧性肺结核的患者

在做胸部 X 线检查时,要与以往的胸部 X 线片进行比较,如果形状、性质发生变化,应注意肺部瘢痕癌的可能性。不要一味地强调以往的结核,疏忽了其性质变化。对反复发作的肺炎同样应复查胸部 X 线片,排除疾病变化的可能性,必要时复查 CT。

对于上述高危人群,应半年到一年做一次胸部 X 线检查,最好半年检查一次。由于肺癌的发展快而且隐匿,胸部 X 线检查往往能够提供早期发现的证据。

痰液细胞学检查

多数原发性肺癌患者的痰液中可找到脱落的癌细胞,并可判定癌细胞的组织学类型。因此,痰液细胞学检查是肺癌普查和诊断的一种简便有效的方法。但其阳性检出率为 50%~80%,且存在 1%~2% 的假阳性情况。此方法适合在高危人群中进行确诊。为了提高检出率,要注意痰液样本采集,要从肺的"深"部咳出真正痰液,而不仅仅是唾液;其次要在痰液新鲜时就挑样、涂片、固定,然后染色读片。近年来发展起来的液基薄层细胞学检查使痰液细胞学检查的阳性率大大提高。

纤维支气管镜检查

纤维支气管镜检查的阳性检出率为 60%~80%,通过光学纤维的照明放大图像使其阳性检出率远优于硬质支气管镜。通过支气管镜可直接观察支气管内膜及管腔的病理变化情况。发现癌肿或癌性浸润时,可钳取部分异常组织供病理切片检查,或吸取支气管分泌物做细胞学检查,以明确诊断和判定组织学类型。检查时,注意声带活动度、隆嵴的外形和移动度,以及各级(一般为 4~5 级)支气管口的改变(如肿块、狭窄、溃疡等）。

经皮肺穿刺

其适用于周围型病变且其他方法又未能明确组织学诊断的患者，目前倾向于用细针在 CT 引导下穿刺，此操作较安全，并发症较少。获得病理学诊断的概率在恶性肿瘤中为 74%~96%，良性肿瘤则较低，为50%~74%。其并发症有气胸、少量咯血、发热、针道种植转移等。

纵隔镜检查

其主要用于判断中心型肺癌纵隔淋巴结的转移范围。经胸骨切迹上缘短的横切口，沿中线纵向切开颈部带状肌及气管前筋膜，用手指在无名动脉与主动脉弓的后方钝法分离气管前筋膜，到达气管隆嵴区，观察气管旁、气管角、支气管角及隆嵴下等部位的肿大淋巴结，通过穿刺吸引或切取淋巴结活检供病理切片检查。

转移病灶活体组织学检查

晚期肺癌病例已有锁骨上、颈部、腋下等处浅表淋巴结转移或出现皮下转移结节时，可切取转移病灶组织做病理切片检查或穿刺抽取组织做涂片检查，以明确诊断。

骨显像或发射型计算机断层扫描

由于骨转移病灶血流增加，成骨活跃且代谢旺盛，与骨细胞亲和力高的 ^{99m}Tc-MDP（二甲基二磷酸）在骨转移病灶部位浓聚。其可比普通 X 线提早 3 个月发现病灶，故骨显像可以较早地发现骨转移灶。如果骨转移病变已达中期，骨病灶部脱钙达其含量的 50% 以上，X 线与骨显像都有阳性发现，如果病灶部成骨反应静止，代谢不活跃，则骨显像为阴性，X 线为阳性，两者互补，可以提高诊断率。

正电子发射计算机断层扫描（PET）

应用 PET 可以更好地判定肺部病变的性质，以及发现胸腔外转移病灶。胸腔外转移病例中无假阳性率，但是在纵隔内肉芽肿病变或其他炎性淋巴结病变时，PET 检查可以出现假阳性。这些病例需要经细胞学或活检进一步证实。

超声内镜引导下支气管镜活检（EBUS-TBNA）

超声支气管镜(EBUS)是一种在支气管镜前端安装超声探头的设备,结合专用的吸引活检针,可在实时超声引导下行经支气管针吸活检(TBNA),搭载的电子凸阵扫描的彩色能量多普勒,同时可帮助确认血管的位置,防止误穿血管。首都医科大学肺癌诊疗中心/宣武医院胸外科开展该检查以来尚未发现严重的并发症, 是肺癌及纵隔肿瘤诊断及分期中微创、安全和有效的方法。

磁导航支气管镜检查

磁导航支气管镜技术为我们提供了更多的选择。该系统采用电磁导航技术的支气管镜检查技术, 主要为了获得常规支气管镜不易获得的支气管远端的活检标本, 为肺癌或肺部疑难病变的诊断提供低风险的检测手段, 为确诊肺癌提供了更大的便利,可为高龄的早期肺部结节患者更好地进行术前诊断。

第三章

肺癌的治疗

肺癌治疗要点

肺癌已经成为危害人类健康的常见病和多发病。

▮▶ 早期诊断很重要

成年人每年要常规进行体格检查，体格检查时一定要行胸部 X 线正侧位检查，有 20 年以上吸烟史者最好行胸部低剂量螺旋 CT 检查，这样有助于发现早期肺癌。同时，要重视肺癌的临床症状，如刺激性咳嗽、血痰、胸痛、声音嘶哑等。高危人群的筛查对于肺癌的早期诊断非常重要。

▮▶ 科学就医，不要盲目相信伪科学

确诊肺癌后，一定要到正规的肺癌中心或肿瘤医院就诊，最好到规模较大的肺癌诊疗中心或三级甲等医院胸外科、肿瘤科和呼吸科就诊。不要相信"祖传秘方"和"特异功能"之类的伪科学，也不要将希望寄托在昂贵的保健品上。要科学理智地进行医疗消费。

▮▶ 确诊肺癌，一定要先分期、后治疗

在进行肺癌治疗前，必须要做胸部 CT、脑磁共振、纤维支气管镜、全身骨扫描、腹部超声或腹部 CT、血液肿瘤标志物检查，明确临床分期后再开始治疗，排除肺外转移后再决定手术治疗方式。千万不要"急诊"手术，因为不同分期肺癌的治疗策略不一样，治疗效果也不一样。

▮▶ 外科手术有适应证

Ⅰ期、Ⅱ期和Ⅲa期非小细胞肺癌可以从外科手术中获益，Ⅳ期肺癌原则上不进行外科手术。近年来，随着微创胸外科技术的普及和有效的化疗药物以及靶向药物的临床应用，已经不提倡进行无限度的肺癌

扩大切除手术。因为这样的手术没有给患者的生存带来益处,许多晚期肺癌患者的肺癌扩大切除手术后生存期不足半年。而化疗药物结合靶向药物、放疗和射频消融治疗的效果与其相似。

▮▮▶ 肺癌化疗可分为一线化疗和二线化疗

一线化疗药物:长春瑞滨、紫杉醇、吉西他滨和紫杉特尔加铂类药物(铂尔定和顺铂);二线化疗药物:紫杉特尔、培美曲塞、吉非替尼和尼洛替尼。化疗同时应用格拉司琼等药物可防治化疗药物所致的恶心和呕吐,非格司亭等药物可纠正化疗所致的骨髓抑制出现的白细胞数下降。目前的治疗药物可以使肺癌患者有尊严地接受治疗。

▮▮▶ 局部物理靶向治疗手段效果佳

近年来出现的适形调强放疗、伽马刀、X 刀、氩氦刀等新技术使许多不能耐受手术的早期肺癌患者和晚期肺癌患者的治疗效果得以提高。特别值得一提的是,CT 引导下的射频消融治疗是肺癌局部物理靶向治疗手段的代表之一,适用于不能耐受手术的早期肺癌患者和高龄肺癌患者。

▮▮▶ 靶向治疗创奇迹

近年来,靶向治疗药物为众多中国非小细胞肺癌患者带来了福音。吉非替尼在中国上市已 4 年,尼洛替尼在中国上市也已 2 年。这些药物为众多化疗失败的非小细胞肺癌患者和不能够耐受化疗的中老年非小细胞肺癌患者带来了希望。希望医疗保险部门尽快启动"绿色通道",将其纳入医疗保险报销目录。

▮▮▶ 慎重选用肺癌治疗新技术

近年来,很多医院投资购买了肺癌治疗的新设备。其中,绝大多数治疗中心聘请了各大医院的肿瘤专家把关，但也有少数的医疗机构没有专业的肿瘤专家把握质量关，这种医疗机构可能不具备其他综合治疗的手段和药物，医疗质量也很难保障。请大家一定要慎重选用所谓的"新技术"。

▶▶ 多学科综合治疗肺癌

随着对肿瘤细胞生物学的认识、临床资料和临床经验的不断积累，国内外未分化癌领域专家和学者更加强调：肺癌一定要多学科综合治疗。小细胞未分化癌是以化疗为主的多学科综合治疗，局部、早中期非小细胞肺癌是以外科手术为主的多学科综合治疗。

肺癌治疗的误区 ✐

在进行肺癌治疗时，存在一些误区，特别是一些肺癌患者对肺癌的知识并不了解，盲目相信他人。下面就为大家介绍常见的肺癌治疗误区。

（1）不向患者透露病情。肺癌只要治疗得当，患者获得长期生存甚至治愈都是可能的。应在征得患者家属同意的前提下，向患者开诚布公地交代病情并告知肺癌可治，绝大多数患者在短暂的慌乱后，可以很快平静下来并积极面对，推动治疗向好的方向发展。而被隐瞒病情的患者，医患之间难以建立信任，患者可能不配合治疗或胡乱猜测自己的病情，最终对治疗不利。

（2）部分患者及家属相信秘方、偏方等，容易延误病情，这也是肺癌治疗的误区。

（3）老年肺癌患者和晚期肺癌患者不能做手术，这同样是肺癌治疗的一大误区。其实，对于不能立刻做手术的患者，可以通过化疗或靶向治疗将肿瘤缩小，达到降低分期的目的，然后抓住时机进行根治性切除。或者进行以放疗为主、生物免疫治疗为辅的综合治疗，也可以达到治疗目的。与众多实体肿瘤的治疗原则一样，只有接受根治性手术，肺癌患者才有长期生存的可能性。临床经验表明,年龄不是肺癌手术的禁忌证,即使是80多岁的老年人,通过手术及综合治疗,也能获得很好的治疗效果。

(4)很多患者在做初步检查时,认为病灶小就是早期肺癌。其实,一些肺癌是较容易发生转移的,如小细胞未分化癌或肺腺癌,虽然原发病灶很小,却容易早期转移到脑、肝脏、骨骼等处,这就意味着是晚期肺癌,非常危险。因此,不能以病灶大小判断肺癌分期。

(5)肺癌是老年病,年轻人不容易患病,或吸烟者会得肺癌,不吸烟者不会得肺癌。一些年轻人家族中曾有人患癌症,这些人对致癌物质刺激具有特殊敏感性,为癌症年轻化创造了条件。吸烟史是肺癌的高发因素,但这并不是说不吸烟就一定不会得肺癌。近年来工业化(化工污染)和城市化(汽车尾气)使空气污染比较严重,如现在的雾霾天气、PM2.5细颗粒物等有害物质的吸入,甚至EB病毒的感染、结核瘢痕,都是人们容易忽视的病因。

(6)中晚期肺癌没有必要再治疗。大部分肺癌患者确诊时疾病已经发展到中晚期,已失去手术机会。于是一些人认为既然病情已经发展到中晚期,治与不治是一样的。其实不然。统计资料表明,晚期肺癌患者如果不进行治疗,仅能生存3~4个月,而采取化疗、放疗和(或)靶向治疗等综合治疗后,患者的生存质量明显提高,部分患者甚至可以生存3~5年。

综合治疗肺癌的几种疗法 ✐

如果早期肺癌病例的病灶较小,且局限于一个肺叶内,若能及时进行妥善的治疗,清除癌变病灶,防止复发,有望根治。但是大多数患者在明确诊断时肿瘤病灶已较大,并已侵及支气管、肺以外的器官组织,或已有远处转移。由于病变范围广泛,往往无法根治,仅可进行姑息性治疗以改善症状,减轻痛苦,延长寿命。因此,早期发现、早期诊断、早期治疗是提高肺癌疗效的关键。

肺癌的治疗主要有手术治疗、放疗、化疗、免疫治疗和中医药治疗等。在选择治疗方案时,应从患者全身情况、肺癌的临床分期、病理分型、有无重要的合并疾病来进行综合考虑。小细胞未分化癌首选化疗,非小细胞肺癌多首选手术治疗。手术、放疗为局部治疗,化疗、免疫治疗、中医药治疗为全身治疗,应综合考虑并合理安排。

▮▶ 手术治疗

手术治疗已被公认为是治疗肺癌的首选方法,选择肺癌的治疗方法时,对于非小细胞肺癌,除部分Ⅲb期及Ⅳ期外,应以手术治疗或争取手术治疗为主,到目前为止根治性切除是唯一有可能治愈肺癌,恢复患者正常生活的治疗手段。即使是晚期肺癌,有时也可以先通过其他治疗手段使肿瘤缩小,然后争取手术切除。如果病变范围较小,术后合理安排综合治疗,绝大多数患者可延长生存期,甚至治愈。极早期肺癌患者常常仅通过手术即可治愈。

▮▶ 化疗

(1)新辅助化疗:即手术前进行 2~3 周期化疗,令肿瘤体积缩小甚至降期,提高手术成功率和长期生存率。

(2)围术期化疗:术前 3 天起(包括术中)及术后 2 天,可应用化疗,以减少手术时癌细胞转移。Ⅲ期以上的肺癌手术后宜加用胸腔化疗,以减少术后胸腔转移率。

(3)辅助化疗:手术后或放疗后进行化疗,目前已有充分的证据显示手术后辅助化疗能显著提高手术后长期生存率,并且不增加手术并发症发生率。

(4)常规化疗:进展期肺癌或晚期肺癌患者均需予以化疗,以延长生存时间,改善肺癌引起的症状,提高生存质量。

▌▶ 免疫治疗

癌症患者常呈现免疫功能抑制,而且免疫功能越差,预后越差。免疫治疗作为治疗肺癌的一种辅助措施,可有助于身体对癌症的抵抗能力。香菇多糖、云芝多糖、溶链菌等均为非特异性免疫增强剂,白细胞介素–2为代表的细胞因子治疗可改善患者症状,提高患者生存质量,延长生存时间。

▌▶ 中医药治疗

按患者临床症状、脉象、舌苔等应用辨证论治法则治疗肺癌,可使一部分患者的症状得到改善。中医药治疗作为综合治疗的措施之一,适用于一些不适合手术和放化疗或手术后复发的患者。

▌▶ 综合治疗

综合治疗即多种治疗方法联合应用,既可以发挥治疗的协同作用,提高疗效,又可以减少治疗的副作用。综合治疗的内容大致包括:

(1)对周围型肺癌(包括术前未确诊的小细胞未分化癌)先进行手术,以后根据病理检查结果再予以化疗或放疗。

(2)对局部淋巴结有转移,但未发现明确远处转移的肺癌患者,给予术前化疗或放疗,争取顺利手术并最大限度地保留健康肺组织,术后再给予适当化疗或放疗。

(3)对未发现远处转移但估计根治性手术有困难的肺癌患者,给予术前化疗或放疗,争取顺利进行根治性手术或加术中放疗,术后根据病理检查结果再予以化疗或放疗。

(4)对较晚期不能进行手术治疗的患者,通常先进行化疗,再进行放疗,或化疗和放疗同时进行,起到协同作用,但同时化疗和放疗的副作用较大,要同时配合中医药治疗,以减轻副作用并提高疗效,还可适当加用免疫治疗,促进患者康复。

(5)生物治疗与其他治疗相结合。生物治疗是近 10 年来兴起的一种疗法,如细胞集落刺激因子(G–CSF、GM–CSF 等)可适当提高化疗剂量以提高疗效。每日胸腔内注射小剂量白细胞介素–2,有利于术后癌性胸腔积液中癌细胞转阴。

综合治疗效果更好

近年来的临床研究结果表明,有效的术前新辅助化疗和术后辅助化疗可以延长非小细胞肺癌患者的 5 年生存率。

肺癌在原发肿瘤很小的时候就有可能发生远处转移。

Ⅰ期肺癌手术后有 20%左右的患者出现局部复发或远处转移。

Ⅱ期肺癌手术后有 30%~40%的患者出现局部复发或远处转移。

Ⅲ期肺癌手术后有 50%以上的患者出现局部复发或远处转移,临床上我们更常见的是远处转移。

可以看出,即使早期肺癌手术切除后也可能出现局部复发和远处转移。近年来,肺癌是全身性疾病的概念已经被医务工作者接受。因此,肺癌治疗不能只着眼于局部治疗,要时刻牢记肺癌是一种全身性疾病,需要外科、内科、放疗科等多学科综合治疗。

美国临床肿瘤协会强调 "几乎所有恶性肿瘤都需要多学科治疗",提出了肿瘤内科、胸外科、放疗科、病理科、呼吸内科医生需要联合,共同为肺癌患者进行诊断,制订科学合理的治疗方案。肺癌治疗除了外科手术 "这一把刀",其实还有放疗、化疗、靶向治疗、中医药治疗方式。近年来,临床广泛应用的还有伽马刀、氩氦刀、射频消融、冷冻治疗、热疗、光动力治疗等多种局部物理治疗手段。但是每种治疗手段都有其适应证,不可盲目相信夸大的宣传,警惕一些明明可以通过外科手术根治的早期肺癌患者被虚假广告宣传所误导。

胸外科医生一定要根据患者的具体病情和临床分期,综合、科学、合理地应用现有的局部和全身治疗手段,以期达到临床根治或延长患者生存时间、改善患者生存质量的目的。

目前肺癌多学科综合治疗模式包括手术+化疗、手术+靶向治疗、化疗+靶向治疗、射频消融+化疗、射频消融+靶向治疗、化疗+放疗+靶向治疗等治疗手段。肺癌治疗并不是一个学科的事情,一定要强调多学科综合治疗,在重视延长肺癌患者生存时间外,也要重视患者的生存质量,为肺癌患者带来更多的临床获益。

近年来,随着新一代化疗药物和分子靶向药物的开发应用,以及多学科治疗模式的发展,肺癌的疗效有了明显提高,总的 5 年生存率提高至 15%,比 20 世纪 80 年代的 8% 有了明显提高。

手术治疗,根治肺癌的首选方法 🖋

▮▶ 为什么手术可以治疗肺癌

肺癌的全称是原发性支气管肺癌,是指起源于支气管黏膜和腺体的恶性肿瘤。肺癌在自身发展过程中,一方面肿瘤不断增大;另一方面癌细胞会从肿瘤上脱落,进入淋巴管和血管,最终发生淋巴结转移和血行转移(又叫远处转移)。如果在肿瘤未发生远处转移时,通过外科手术将原发肿瘤和局部转移淋巴结彻底切除,就可能治愈肺癌。

▮▶ 手术是最有效的治疗方法

随着医学科学的发展,医学专家们研究出许多治疗肺癌的新方法,比如放疗、化疗、免疫治疗、热疗、冷冻治疗等,但直到今天,外科手术切除仍然是治疗肺癌最有效的方法。最新的资料显示,体格检查时通过行胸部螺旋 CT 发现的早期肺癌,手术切除后超过 90% 的肺癌患者能够存活 10 年以上。

根治性手术

对于早期肺癌,手术治疗的目的是彻底切除肺部原发肿瘤及胸内的转移淋巴结,即所谓的"根治性切除",目的是根除疾病。在不同的时期对根治性手术的定义也不同,在几十年前认为手术切除得越多(如全肺切除）便是所谓的"根治术"。但全肺切除的弊端是显而易见的。因而，早期所谓的"根治术"患者仍有不少在手术后出现复发和远处转移，长期生存时间并未延长。近年来，肺癌手术原则强调"最大限度地切除病灶，最大限度地保护肺功能"，认为只要"彻底"地切除了肺癌病灶，手术切端阴性，就属于根治性手术。一些相对晚期的肺癌患者，经过手术前化疗，病灶明显缩小，为手术切除创造了条件，使

温馨提示

从医学发展规律来看，外科手术是局部治疗的一种手段，具有一定创伤性和破坏性，其最终将会被非手术或创伤小的治疗方法所代替。回顾结核病发展史，1944年特效的抗结核药链霉素问世，随着高效异烟肼、利福平的出现，风行一时的肺结核外科手术治疗几乎被淘汰。妇科的绒癌通过大剂量化疗显效后，目前极少需要手术。然而，从肺癌首选手术治疗发展到非手术治疗可能还需要相当长的时间，但从目前已出现的有效药物的趋势来看，相信这一天终会到来。这也是科学发展的必然结果。

难以切除的肺癌，达到了根治性切除，取得了较好的疗效。但应当指出的是，外科根治性手术并非真正意义上的根除肺癌，还是要通过多学科的综合治疗，才能取得好的疗效，提高肺癌患者的长期生存率。

姑息性手术

与根治性手术相对应的是姑息性手术，它是以切除全部或部分病灶、减轻肿瘤相关症状、减少患者痛苦为目的的手术。其能够使肺癌患者咳嗽、咯血、发热等症状减轻，提高生存质量，延长生存期。有少数患者除肺部肿瘤外，经过仔细全面的检查，在肺外仅有单一的脑或肾上腺转移病灶，也可行胸部病灶及脑或肾上腺局部病灶切除术，这种扩大手术也属于姑息性切除术。对姑息性切除术患者，手术仅作为综合治疗的一部分，手术前后的多学科综合治疗才能最大限度地提高肺癌患者的

长期生存率。

什么样的肺癌患者适合手术治疗

随着现代医学科学的发展，人们对肺癌有了进一步的认识，认为肺癌不仅是一种局部疾病，而且是一种全身性疾病。其由单一的手术切除演变为目前倡导的综合治疗原则。以手术为主的多学科综合治疗概念，已经逐渐为临床医生所接受。由于早期肺癌没有明显症状，而出现症状的患者确诊肺癌时多数已达晚期，失去了根治性手术切除的机会。因此，在确诊后进行仔细的检查，详细了解肺癌患者的身体状况和肿瘤分期，确定能否进行手术治疗，就显得尤为重要了。

前文已经讲过肺癌的分期，简单来说，如果肺癌完全局限在肺内，未发现淋巴结转移，即为Ⅰ期肺癌；如果已经发生了淋巴结转移，但仅仅局限在肺内或肺根处，则为Ⅱ期肺癌；如果纵隔淋巴结已经发生了转移，则属于Ⅲ期肺癌。决定肺癌能否行根治性切除主要的依据是肺癌的分期。简单地讲，肺癌手术治疗适用于Ⅰ期、Ⅱ期和部分Ⅲ期的肺癌患者。也就是说，如果患者肺部肿瘤局限在一侧胸腔，通过一侧开胸手术能将所有可见肿瘤及可疑转移病灶完全性切除，就应该进行外科手术治疗。

决定能否进行手术治疗的另一个关键因素是患者的身体状况，是否存在老年人常见的高血压、冠心病、糖尿病、慢性支气管炎、肺气肿等疾病。通过对患者全身一般状况的评估，预测其对手术的耐受程度，其中最重要的是对肺功能的评估。肺癌的手术原则是最大限度地切除病灶，最大限度地保留肺功能。

肺癌微创手术

随着外科手术技术及麻醉技术的飞速发展，很多肺癌的外科治疗可以安全地通过微创手术完成。目前肺癌的微创手术治疗方法主要有胸腔镜手术和不损伤胸壁肌肉的开胸手术两种。胸腔镜手术的优点是创伤小,术后疼痛轻,恢复快,但有局限性,其主要适用于肿瘤很小且位置比较靠周边的早期肺癌患者。胸腔镜手术需要使用一次性手术器械,如内镜用切割缝合器、血管闭合器、支气管闭合器等,价格昂贵。不损伤胸壁肌肉的开胸手术是在不损伤胸壁肌肉、不切除肋骨的同时,保证有一个安全的手术视野,其切口长度仅为传统手术方法的 1/3。应用常规手术器械即能完成绝大部分肺癌根治性切除手术。实践也证实,不损伤胸壁肌肉的开胸手术适用于绝大部分有手术指征的肺癌,不但可以彻底切除原发病灶,而且可以进行彻底的纵隔淋巴结清扫。目前在美国,不损伤胸壁肌肉的开胸手术治疗肺癌已经在绝大多数医学中心广泛开展,并且成为肺癌外科手术治疗的标准方法。

▍▶ 肺癌手术治疗存在的问题

手术治疗比例过低

能够接受手术治疗的肺癌患者只占全部肺癌病例的 20% 左右。其主要原因是肺癌早期没有明显的特异性症状,出现明显症状到医院就诊时往往已达肺癌中晚期。

手术探查率高

肺癌手术探查率(也就是开胸后发现肿瘤不能切除)约为 10%,原因在于现代肺癌诊断分期用的仪器设备与技术水平还不够理想,或者未能合理正确地应用。同时,创伤性诊断手段(如胸腔镜、纵隔镜、纤维支气管镜、经支气管或皮肺穿刺活检等)不易被多数患者接受,甚至一些胸外科医生也不接受。术前认真讨论,对把握性不大的病例进行多学科会诊,有益于减少探查率。

并发症发生率高

肺癌手术后并发症发生率高达 40%~60%,其中严重并发症发生率为 10%,包括术后出血需要再次开胸止血、肺部感染呼吸衰竭需要用呼吸机辅助呼吸、支气管胸膜瘘、严重心律失常、肺栓塞、心脑血管并发症等。

肺癌手术死亡率相对较高。肺癌手术死亡是指发生在手术后 30 天内的死亡。20 世纪 50 年代手术死亡率为 40%，20 世纪 70 年代为 9%~27%，目前为 2%~11%。降低肺癌手术死亡率的关键在于：①严格选择病例，做好术前准备；②不断改进麻醉技术，减轻手术中的肺损伤；③加强手术后呼吸道管理；④密切监测心肺功能及加强术后病房的护理。

▮▶ 肺癌手术是否有危险

随着医学科学技术的不断发展，肺癌手术的危险性正在逐渐降低。肺癌手术患者的住院期间死亡率在不同的医院有所不同，肺癌手术后的危险与患者肺部肿瘤的大小、手术方式、切除肺组织的多少、患者的身体状况、有无伴随疾病（如糖尿病、高血压、冠心病等），以及手术医生的技术水平、医院的整体医疗水平均有一定关系。一般肺癌手术的死亡率小于 5%，这就意味着超过 95% 的适合手术治疗的肺癌患者将通过外科手术获得更好的临床疗效。

进行手术前，医生会根据患者的具体病情将手术的风险和可能发生的各种情况向患者及家属详细交代清楚。作为患者，应当始终对自己充满信心，乐观地接受手术。从多年的临床经验来看，患者的勇气和信心对战胜疾病很重要。

当然，手术后少数患者可能预后不太好，会出现一些并发症。患者和家属都会焦虑。但患者应坚信医生和护士一定会尽力治疗，解除患者的痛苦，要积极配合治疗和护理，争取尽快康复。

▮▶ 何时需要开胸探查

肺癌的开胸探查指征为临床和影像资料（包括胸部 X 线、CT 以及 PET）高度怀疑为肺癌，但痰液细胞学检查、纤维支气管镜检查、穿刺活检等均不能取得病理、细胞学诊断的患者。

凡开胸探查者必须于手术前明确无胸外科手术禁忌证，有全部切除肿瘤的可能。对病变隐匿的肺内病灶，应结合影像资料估计病灶的部位,仔细探查,发现病灶后应送冰冻切片,以明确诊断,进而决定手术范围和手术方式。有时术前虽已估计不能手术切除,但为了明确诊断,决定下一步的治疗方案,可权衡利弊行开胸单纯活检或经胸腔镜活检,此时需要根据病灶部位决定切口位置。

对肿瘤在同侧胸内侵犯和转移较严重但尚能完全切除者,无论其对大血管及重要脏器侵袭程度如何,均应争取彻底地切除。对肺癌外侵严重无法完全切除者,应慎重,对极个别病例出于减轻其肿瘤负荷以及改善生活质量的目的,应尽可能多地切除肿瘤组织,尽量减少残留,同时也为进一步的放疗、化疗等综合治疗提供有益的基础。对胸腔积液癌细胞阳性者,一般列为手术禁忌证。

▶▶影响肺癌手术后生存率的三个原因

在临床医疗实践中,经常会遇到这样的情况,部分肺癌患者手术治疗后生存时间较短,家属可能会说:"某某没有做手术,活得比他(她)时间还长,还不如不做手术。"发生这种情况一般来讲主要有以下三个方面的原因。

(1)手术适应证的把握。手术的根本目的在于治疗疾病,从而延长患者的生存时间或提高患者的生存质量。对于肺癌患者来讲,是否选择手术治疗,不仅在于肿瘤是否能够被切除,而且在于肿瘤是否已经有局部或远处转移,以及患者的身体状况是否能够耐受手术等。对此,国际肺癌诊疗原则中有统一的规范化要求。但是在现实中,少部分医生受理论水平的限制或其他原因影响,在肺癌手术适应证的选择上并没有遵从这种规范的要求,他们常常认为只要肿瘤能够切除,就算是手术的适应证,无原则地扩大切除范围,单纯为了做手术而做手术。这样做的结果就是,患者术后的生存时间非但没有延长,反而缩短了,而且生存质量也大打折扣。

(2)医院以及外科医生的技术水平。一些设备不佳的医院或手术技术能力较差的外科医生,他们在手术操作时因为技术能力以及当地医院设备条件的限制,或者对于手术安全性的把握不够(患者可能存在严重心肺等重要脏器功能问题),造成术中或术后出现严重并发症。

(3)个别病例情况比较特殊,尽管手术指征很明确,治疗方法也合理,但术后病情仍然进展迅速,生存期很短。

国内外肺癌临床实践表明,Ⅰ期(早期)肺癌患者经过规范的手术治疗,其5年生存率可以达到70%~80%。而一组关于肺癌自然病程的数据显示,如果不进行任何治疗,Ⅰ期肺癌患者的5年生存率只有7.5%。这样悬殊的差距足以说明手术在肺癌治疗中的重要作用。

▎▶ 选择最佳手术时机

事实上,手术治疗目前仍然是治疗肺癌的主要手段。问题的关键并不在于是否选择了手术治疗,而在于是否选择了最佳手术时机,是否对合适的患者进行了合理的手术。并非所有肺癌患者都适合手术治疗。统计显示,肺癌患者就诊时,70%以上的患者已经失去了手术机会。换句话说,对这些晚期患者若一味地坚持手术治疗,结果很可能会缩短他们的生存期。如果手术加速了患者死亡,其原因可能是对不适合手术的患者做了不该做的手术。另外,对于一些特定分期(如Ⅲa期)的肺癌患者,尽管手术治疗也同样可以延长他们的生存期,但如果在手术切除前进行2~3个疗程的新辅助化疗,则更能提高手术治疗的效果,延长患者的生存期。对于这类患者,如果一开始就选择手术显然也是不合理的。凡此说明,肺癌的治疗并非简单的手术或不手术的问题,关键在于是否严格遵守了肺癌规范化诊疗的基本原则。只有遵从这些原则的手术才能真正延长患者的生存期。

那么,肺癌的规范化治疗策略中到底包括哪些主要内容呢?一般来说,早期(Ⅰ期、Ⅱ期)肺癌,只要患者身体状况能够耐受,则应该首先考虑根治性的手术切除治疗,手术之后根据病情再用一些辅助性化疗。再进展一些的,即Ⅲa期的肺癌,一般认为已经属于全身性疾病了,这样的病例,单纯局部切除病灶显然不能解决根本问题,延长患者生存时间也十分有限。如前所述,规范的治疗原则中,这类患者应当在明确诊断后首先接受 2~3 个疗程的术前新辅助化疗,然后接受手术,手术后再辅以化疗和(或)放疗。对于已经有相邻脏器(如心脏、大气道、胸壁等)侵犯的局部晚期肺癌,尽管根治性切除手术已经很困难或无法实现,但一些旨在改善患者症状、减轻痛苦的姑息性手术(如心包开窗术、胸膜固定术、电视硬质气管镜大气道肿物挖除术等),对于提高患者生存质量具有不可替代的重要意义。对于已经有了全身远处器官转移的晚期肺癌患者,在一些特殊情况下,手术也是有意义的,比如,肺癌患者出现孤立的脑转移病灶者(临床比较常见),在转移病灶切除之后,再姑息切除肺内原发病灶,这样的治疗同样有可能延长患者的生存时间。

因此,手术治疗非但不会让肺癌患者生存期缩短,相反还是肺癌现代治疗中不可替代的重要手段,而贯穿这一问题的一条主线,便是肺癌的多学科综合规范化治疗原则。

▶ 手术治疗的四个适应证

肺癌手术治疗应遵循"两个最大限度"的原则,即最大限度地清除肿瘤病灶、转移淋巴结和受侵犯的邻近组织,最大限度地保留健康肺组织。但由于 70%~75% 的肺癌患者就诊时已不属于早期或不具备手术切除的理想条件,为提高术后 5 年生存率和患者生存质量,严格掌握手术的适应证就显得非常重要。肺癌手术适应证如下。

(1)原发性肺癌经细胞学或组织学确诊的 I 期、II 期肺癌,以及部分 III 期病例,且全身情况可耐受手术者。

(2)转移性肺癌原发灶已治愈 1 年以上,肺内单个病灶经系统检查无原发肿瘤局部复发、无其他脏器转移。

(3)肺内孤立球形病灶,病灶位于肿瘤常见部位(如肺上叶前段),经痰液脱落细胞学、纤维支气管镜检查或经皮肺活检不能确诊,在分层片或CT 中可见肺癌特征性表现,如分叶、毛刺、空泡等。临床高度怀疑为肺癌,且具有肺癌高危险因素,应考虑剖胸探查,根据送检冷冻切片结果,决定手术方案。

(4)叶性、段性肺炎或肺不张应先做纤维支气管镜检查,90%以上的中心型肺癌可获得细胞学或组织学阳性结果。但此类肺癌有时仅表现为支气管黏膜下浸润,组织学和细胞学阳性诊断率较低,应结合临床决定是否行剖胸探查。

▌▶ 晚期肺癌是否为手术禁忌证

追溯肺癌患者的病史,绝大部分患者都有按其他疾病治疗的阶段,到确诊时,已有近80%的患者发展到Ⅲ期或Ⅳ期(即晚期),部分患者癌组织已侵入心脏及大血管。随着医学检查手段的发展和外科手术技术的提高,侵犯心脏及大血管的晚期肺癌患者的手术禁忌已被打破,并有成功治愈的病例。患者的生命得以延长,生存质量也明显提高。

对于仅侵犯邻近组织器官,而无远处转移的非小细胞肺癌患者,单纯进行放疗或化疗效果极差,一般仅能生存3~6个月。而切除肿瘤并进行心脏和大血管部分切除及重建术,已经取得了较好的近期与远期疗效。因此,只要患者身体情况允许,又能做到根治性切除肿瘤,就应该尽可能地采取手术治疗。扩大根治性手术已成为晚期肺癌外科治疗的发展趋势。

手术成功的基础是准确判断心脏和大血管的受侵程度并排除远处转移。磁共振与螺旋 CT 检查没有影像重叠,可清晰地显示纵隔,可从多角度及不同断面动态观察病变情况。还可以进行心血管造影,准确判断肿物与相邻组织、器官的关系。支气管镜检查必不可少,可确定肺叶和气管切除的范围。

选择适当的手术方式是手术成功的关键。根据术前诸项检查结果和术中探查情况,可确定手术切除范围和手术方式,如肺叶或全肺切除、支气管袖式切除、隆嵴成形、血管置换、血管修补成形、自体肺移植等。心房切除范围应限于心房容积1/3以内。

术后要严密观察患者的病情变化,给予及时、适当的处置。中心型肺癌累及心脏和大血管时增加了手术的复杂性,创伤也较大。因此,围术期的处理非常重要:①要加强呼吸道管理,保证排痰、供氧;②有针对性地应用抗生素,达到足时、足量;③合并全肺切除者补液量及补液速度要适当控制,防止发生肺水肿或心功能不全等。

肺癌手术前的准备工作

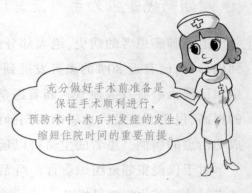

呼吸道是一个开放器官,很多肺癌患者有吸烟的习惯,这会加重呼吸功能的减退,肿瘤本身又可能导致阻塞性肺炎,患者于麻醉、手术状态下呼吸道的正常防御功能减退,加上手术创伤、气管插管损伤气道黏膜,术后分泌

> 充分做好手术前准备是保证手术顺利进行,预防术中、术后并发症的发生,缩短住院时间的重要前提。

物聚积,手术操作时可导致肺表面活性物质减少,引起肺斑片状不张,这些都会进一步加重肺部支气管感染,所以吸烟者被要求住院之日起完全禁烟。有慢性呼吸道炎症的患者术前要做痰细菌培养和药物敏感试验,术前7天开始行呼吸道湿化治疗和抗感染治疗,减少术后感染的机会。注意口腔、鼻腔及牙齿的清洁护理,及时处理口腔慢性感染和溃疡。鼓励患者练习腹式呼吸并练习有效咳嗽,以改善通气功能,这些有利于术后咳痰及肺的扩张。必要时可加用不影响心脏的β受体兴奋剂,以达到扩张支气管,使抗生素、黏液稀释剂等药物易于进入较小气道的目的。

▶▶ 术前禁烟

手术前至少要完全禁烟2周。吸烟会刺激呼吸道,减弱气管内纤毛对黏液的清除能力,导致痰液聚积,影响排痰,术后出现肺不张、感染的概率增加。吸烟对伤口感染存在着间接或直接的作用。吸烟可能是伴随肺癌多年的习惯,长期吸烟可明显降低肺功能,而早期戒烟可以使受损的肺功能得到改善和恢复。彻底戒烟需要很大的毅力,在此我们推荐以下方法:多饮水或果汁,含食无糖的润喉糖,多吃蔬菜、水果,多做运动。

▌▶ 雾化吸入治疗

手术前医生会根据痰细菌培养结果选择合理的抗生素进行雾化吸入治疗。通过雾化器可以把药液变成温度接近体温的均匀而细微的气雾,随着吸气进入呼吸道,达到湿润气道、局部消炎、稀化痰液、利于排痰、预防及治疗呼吸道感染的目的。在进行雾化吸入治疗时,用鼻吸气,用口呼气。吸入时做深吸气动作,屏气 5~10 秒,然后做深呼气动作,直至雾化液吸完。这样,药液可随深而慢的吸气沉降于终末支气管及肺泡,起到局部治疗的作用。

▌▶ 心血管疾病需要控制血压

老年患者中伴有心脏疾病或心功能减退者不在少数,有时这种病变是潜在性的,在日常生活中不会出现症状,甚至心电图检查也无法发现异常。但是麻醉、手术创伤及术后并发症均使心脏负荷明显增加,患者可出现心律失常、心绞痛,甚至心力衰竭,严重时可危及生命。所以,高血压患者必须控制好血压方可手术。有心功能减退的患者,术前可用葡萄糖、胰岛素、氯化钾、辅酶 Q10 等药物保护心肌。如有心电图异常或超声心动图异常者,应请心脏科医生会诊,予以妥善处理,术中行心电监护。

▌▶ 完善术前检查

必须有术前 1 周的胸部正位片,了解病变的变化,术前应做胸部透视,以最后核实病变并再次评估切除的可能性。其他可能还需要做的检查有血、尿、便常规,出凝血时间,血型及心、肝、肾、肺功能,CT,核素扫描及气管镜等。

▶▶ 抗生素治疗

并发肺部感染的患者，术前 1 周应根据痰细菌培养和药物敏感试验选用适当的抗生素治疗。未排除肺结核患者尚需给予抗结核药物。

▶▶ 停用降压药

因高血压而服用利血平类降压药的患者，术前 3~5 天应停服降压药。心功能受损、慢性肺疾病、冠心病、陈旧性心肌梗死或高龄者，更应认真进行术前准备。

▶▶ 呼吸功能锻炼

术前的呼吸功能锻炼可以改善肺功能,提高患者对手术的耐受性,从而降低术后并发症的发生率。呼吸功能锻炼方法很简单,也许这些方法已贯穿于日常生活之中,关键在于坚持!

(1)上下楼锻炼,每天 2 次,时间以患者能耐受为准。

(2)每日早晚到室外散步或慢跑,可散步 50m,慢跑 50m,不要求速度和时间。

(3)原地做蹲起运动,从每次 5 个开始,逐渐增加,每天 3 次。

(4)做深呼吸运动,每次 10~20 分钟,每天 2 次。

(5)使用呼吸功能锻炼器,每天 6 次,每次 5~10 分钟。

(6)练习腹式呼吸和缩唇呼吸,可有效加强膈肌运动,提高通气量,减少氧耗量,改善呼吸功能,增加活动耐力。

腹式呼吸方法

身体放松,取立位(体弱者可取半卧位或坐位),左右手分别放在腹部和胸前。放松全身肌肉,静息呼吸。吸气时用鼻吸入,尽力挺腹,胸部不动;呼气时用口呼出,同时收缩腹部,胸廓保持最少活动幅度,缓呼深吸,增加肺泡通气量。每分钟呼吸 7~8 次,如此反复训练,每次 10~20 分钟,每天 2 次。熟练后逐步增加次数和时间,务求成为自觉的呼吸习惯形式。

缩唇呼吸方法

呼吸时用鼻吸气,用口呼气,呼气时口唇缩拢似吹口哨状,持续慢慢呼气,同时收缩腹部。吸与呼时间之比为 1:2 或 1:3。缩唇大小程度与呼气流量自行调整,以能使距离口唇 15~20cm 处蜡烛火焰随气流倾斜不熄灭为度。

有效咳嗽锻炼

有效咳嗽可利于痰液排出,保持呼吸道通畅。坐位或卧位等舒适体位均可,先行 5~6 次深呼吸,于深吸气末屏气,继而咳嗽,连续咳嗽数次使痰到咽部附近,再用力咳嗽将痰排出。

取坐位,双腿上置一枕头,顶住腹部(促进膈肌上升),咳嗽时身体前倾,头颈屈曲,张口咳嗽将痰液排出。

取俯卧屈膝位,有利于膈肌、腹肌收缩和增加腹压,并经常变化体位以利于痰液咳出。此法不作为常规方法使用。

▌▶ 增加营养的摄入

对营养不良的患者,应注意补充高蛋白质、高热量、高维生素的低脂饮食,改善其营养状况。有糖尿病的患者应注意给予饮食指导、药物治疗和血糖监测。

▌▶ 皮肤的准备

按医嘱执行备皮范围。常规开胸手术备皮范围为前至对侧腋前线,后过背正中线,上至锁骨上部,下至肋缘下,并包括同侧上臂和腋窝部。剪指甲,洗澡。

▌▶ 全身支持疗法

全身情况差,消瘦、食欲缺乏、乏力、贫血、脱水等症状应在术前予以纠正,可给予葡萄糖、氨基酸、白蛋白、输血等静脉滴注,以改善患者的全身情况,要求健康状态评分达到 80 分以上。如有电解质失衡,尤其是低血钾,必须纠正并追查原因,排除与肺癌转移相关的病变。

▶ 心理护理

了解患者对手术存在的不同心理障碍(焦虑、畏惧、悲哀);讲解不良情绪、不良心态对神经内分泌系统的影响,导致身体免疫力下降所带来的危害。术前 1 天要保证睡眠,适当加用镇静剂。

鼓励患者多做户外活动,以增强其心肺代偿功能,但要预防感冒,控制感染。

化疗,防止复发与转移

▶ 什么是化疗

化疗是指应用化学药物治疗肿瘤。近 20 年来,随着对肿瘤基础研究的不断深入, 新的药物和新的治疗方法不断应用于临床,包括细胞毒性药物治疗、内分泌治疗、免疫和分子靶向治疗、一部分对症支持辅助治疗等。细胞毒性药物治疗是肿瘤内科治疗的主体,即我们所说的"化疗"。由于新的抗肿瘤药物的出现和综合治疗的应用,在多种肿瘤治疗方面取得了良好的临床疗效,并且在相当一部分恶性肿瘤综合治疗中起到十分重要的作用。

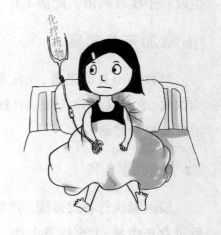

▶ 化疗的作用

目前认为肿瘤不是一种单一的局部疾病,大多数肿瘤在诊断时已经是全身性疾病,在接受治疗前,已经存在潜在的转移灶。肿瘤治疗效果的提高在很大程度上是综合运用手术、放疗、化疗等治疗手段的结果。外科手术和放疗是局部治疗手段,而化疗是全身治疗,在特定的阶段合理地应用化疗可以杀死或控制原发性肿瘤病灶,抑制全身转移病灶,减少复发和转移。

▶ 在什么情况下需要化疗

具体来说,肿瘤化疗在非小细胞肺癌(NSCLC)治疗中的作用可分为以下几个方面:①复发及晚期肺癌患者,或者因为某些特殊原因不宜接受外科手术或放疗的早期肺癌患者,应用以化疗为主的治疗,目的是延长生存期。②术后辅助化疗,目标是消灭可能存在的微小转移灶,提高治愈率。③术前化疗,也称新辅助化疗,目的是降低肿瘤负荷并及早控制远处转移,抑制术中肿瘤播散;一些不能手术或不宜手术的患者,在化疗及支持治疗后,肿瘤负荷减少,身体状态改善,使需要切除的范围减少,使患者可以进行手术治疗。④与放疗配合,一些药物有放射增敏作用,如顺铂、紫杉醇等。小细胞未分化癌(SCLC)的治疗更是以化疗为主的综合治疗方式。

Ⅰ~Ⅲa期NSCLC以手术治疗为主,化疗一般作为术后辅助治疗,也可以作为Ⅲa期患者的术前新辅助化疗。Ⅳ期患者以化疗为主,可以行局部的姑息性放疗。虽然对于NSCLC有效的化疗方案很多,但总的疗效不如SCLC,有效率一般为20%~40%,有报道称提高剂量可使有效率增加至50%左右,但大多数患者需要造血刺激因子治疗。NSCLC化疗能达到完全缓解的患者很少,因此,绝大多数患者不能通过化疗根治肺癌。需要配合其他治疗手段(如手术或放疗)。SCLC在局限期通过放疗、化疗及手术综合治疗可提高生存期,在广泛期则以化疗为主,预后很差。

▶ 化疗的药物及使用时的问题

从用药途径来看,化疗药物主要有静脉和口服两种,部分药物可以

应用于体腔注射,大部分为静脉给药。化疗药物大致分为 7 种:

(1)铂类化合物,如顺铂、卡铂等,常与其他化疗药物联用。

(2)烷化剂,如环磷酰胺、异环磷酰胺等。

(3)长春碱类,如长春新碱、长春瑞滨等。

(4)紫杉类,如紫杉醇、多西紫杉醇等。

(5)抗代谢类,如吉西他滨、培美曲塞等。

(6)拓扑异构酶抑制剂,如依托泊苷、替尼泊苷、拓扑替康、伊立替康等。

(7)抗生素类,如表柔比星、丝裂霉素等。

▶ 小细胞未分化癌和非小细胞肺癌的化疗方案

肺癌病理上大体分为小细胞未分化癌和非小细胞肺癌。非小细胞肺癌又包括腺癌、鳞癌、大细胞癌和腺鳞癌等。

小细胞未分化癌常用方案

一线标准方案为 EP 和 CE,EP 是 Vp16(依托泊苷)+PDD(顺铂),或 CBP(卡铂)+ Vp16(依托泊苷);二线标准方案为拓扑替康(和美新)或伊立替康(开普拓)。

非小细胞肺癌常用方案

一线标准方案一般为 3 个:长春瑞滨(诺维本)+顺铂或卡铂、紫杉醇(泰素)+顺铂或卡铂、吉西他滨(健择)+顺铂或卡铂,3 个方案疗效相当,无明显差异,但副作用有差异。

目前临床常用的二线标准方案为 2 个:多西紫杉醇和培美曲塞。从临床试验及应用来看,多西紫杉醇已应用多年,疗效肯定,是经典标准二线方案,但副作用偏大。而培美曲塞刚上市 2 年多,临床已证明有很好的疗效,且经预处理后,副作用很小,患者耐受性好。

其他方案

可用于非小细胞肺癌的方案还有伊立替康(开普拓)、表柔比星、丝裂霉素等。

▶ 化疗药物剂量的计算

在制订化疗方案后,还要考虑药物剂量。一般来说,化疗药物的剂量是通过人的体表面积计算出来的,体表面积是由身高、体重通过公式计算出来的。比如,紫杉醇 $175mg/m^2$,是指每平方米体表面积使用紫杉醇 175mg,据此就可以计算出总量了。另外,卡铂是用 AUC 来计算的,是通过体表面积和肌酐清除率综合计算出来的。除此之外,还应综合考虑患者的年龄、PS 评分等。

▶ 根据病情决定化疗周期

要根据患者的分期和病情决定化疗方案,Ⅰa 期肺癌患者定期复查需要行辅助化疗 4~6 个周期,因为即使是早期肺癌患者,术后复发率也是很高的,其中既有局部复发,又有远处转移,有必要增加辅助治疗以提高治愈率。Ⅲa(N2)期还需要做放疗,然后定期复查。NSCLC 的新辅助化疗一般为 2~3 个周期,周期少达不到目的,若周期太长,对患者造成的副作用太大,且易出现耐药性,病情进展可能丧失手术机会。而Ⅲb/Ⅳ期不能手术的患者,选定一线化疗方案后,原则上行 4~6 个周期化疗,如中途病情进展,可换为二线化疗方案,如一线化疗疗程完成后治疗有效或病情稳定,可定期复查随访一段时间,待病情出现变化时再做治疗;如果肿瘤负荷仍旧较大,也可换为二线方案继续化疗。

▶ 完成化疗标准疗程后是否需要继续维持性治疗

很多患者担心,化疗标准疗程结束后,若不再做维持性化疗,会很快复发或转移。一般来说,患者通过 4~6 个周期一线方案化疗可以使病情稳定甚至较好地缓解,不需要再做维持性化疗。多项随机研究表明,是否做维持性化疗,患者总生存时间并无差别。目前有学者已开展用靶向药物做维持性治疗的随机对照研究,只是尚无研究结果。

▐▶ 如何掌握二线化疗方案的时机

什么时候需要用二线化疗方案,这也是很多患者关心的问题。一般来说,一线化疗方案结束后,病情缓解或稳定,可定期随访观察,当病情再次出现进展时,如病灶增大 25% 以上,或全身出现新病灶等,此时就需要应用二线化疗方案。目前标准二线化疗方案有多西他赛和培美曲塞,多西他赛是这些年临床应用的经典标准二线方案,而培美曲塞是近两年才上市的多靶点抗叶酸新药,在补充叶酸和维生素 B_{12} 后,培美曲塞的副作用变得很小,患者耐受性好于多西他赛。

另外,在一线化疗方案进行过程中,如病情出现进展,应马上更换为二线化疗方案,不用等一线化疗方案完成所有周期再更换。

▐▶ 如何判定化疗效果

除术后辅助化疗外,肺癌的化疗通过影像学变化和肿瘤标志物来判定疗效。

CR 代表完全缓解,即病灶完全消失;PR 为部分缓解,表示病灶缩小 50% 以上;SD 表示病情稳定,病灶增大低于 25% 或减小低于 50%;PD 表示病情进展,比如病灶增大超过 25%,或出现新病灶。临床上,我们判定治疗是否有效,一般是指疾病控制率(即 CR+PR+SD),如果是 PD,就需要更换方案了。血肿瘤标志物的变化也可作为参考,肺癌相关的标志物主要有 CEA、CA125、NSE、CYFRA21-1 等, 如果治疗后指标较前上升,提示病情可能有进展;如果指标下降,提示治疗可能是有效的,虽然影像学表现变化不大。

▐▶ 化疗药物的副作用

化疗药物是细胞毒性药物,不同于靶向药物,会有不同程度的副作用,主要表现在血液性毒性和非血液性毒性两个方面。血液性毒性表现为骨髓抑制,白细胞、血小板、血色素下降。非血液性毒性主要表现为恶心、呕吐、腹泻、乏力、脱发、关节肌肉疼痛等。针对目前临床常用的几种化疗药物来看，顺铂主要为胃肠道反应和肾毒性；卡铂为血液性毒性；长春瑞滨有很强的血液性毒性及胃肠道反应、静脉炎；紫杉类除血液性毒性外，还主要表现为过敏反应、神经肌肉毒性；吉西他滨副作用相对较小，主要表现为血小板下降；新药培美曲塞未给予预处理前，副作用很大，后提前一周给予预处理，副作用变得很小。

如何处理化疗引起的副作用

我们临床上应用的一些药物是为了减轻化疗药物引起的副作用。控制恶心、呕吐，预防是关键，输注化疗药物之前使用恩丹西酮、格拉斯琼等可预防恶心、呕吐等胃肠道反应；若出现化疗后骨髓抑制，粒细胞集落刺激因子(GC-CSF)可使白细胞数量在短时间内迅速上升；白细胞介素-11可提高血小板数量；促红素能有效地改善化疗相关性贫血；地塞米松、苯海拉明可减少组织水肿和过敏反应；对血管刺激较大的化疗药物(如长春瑞滨)容易引起静脉炎，所以输液时应选择较大的血管，如肘正中静脉，出现静脉炎时，局部可有发红、变硬、疼痛等症状，不要紧张，可对症局部敷如意金黄散或美宝烧伤膏，可以减轻静脉炎，效果比较理想。化疗期间如果患者食欲欠佳，可服用醋酸甲羟孕酮增进食欲。

化疗药物是否可以局部给药

部分化疗药物是可以局部给药的。恶性胸腔积液在引流的同时，可于胸腔内注入化疗药物，杀伤肿瘤细胞，控制胸腔积液。通常于胸腔内注入顺铂、丝裂霉素或博来霉素，可反复多次给药。

介入化疗

介入化疗是指在放射线透视下，经股动脉插管局部灌注化疗药物，也可以说是一种局部治疗。如肺部中心型病灶支气管动脉灌注化疗，肺癌肝转移病灶行肝动脉灌注化疗。介入化疗的优点是创伤小，病灶局部药物浓度高,更易杀死癌细胞,全身副作用相对较小。其缺点是目前能进行灌注化疗的药物比较局限,常用的药物仍为顺铂、丝裂霉素、表柔比星等。

靶向治疗,特定人群的高效低毒治疗

对无法手术切除的肺癌,化疗和放疗仍然是目前的一线治疗方法,尽管随着新一代化疗药物(如紫杉醇、吉西他滨等)的应用,患者的生存率有了一定提高,但大多数患者的生存时间仍有限。数十年来,化疗主要使用细胞毒性药物,是一柄双刃剑,既杀伤肿瘤细胞,又杀伤正常细胞,降低人体免疫力。研究人员一直在试图寻找新的化疗药物,以杀灭肿瘤细胞并尽可能减少对正常细胞的损害,尽管在这方面的研究花费巨大,但进展却非常缓慢。此外,人体对化疗药物的耐药性也使其疗效进一步降低。由于多年来无法提高传统治疗方法的疗效,所以癌症研究人员在努力寻找一条治疗癌症的新途径。

近年来分子靶向治疗研究取得重大进展,这些研究通过对调节细胞增殖和转移通路的深入了解,发现了新的肿瘤治疗靶点,并进一步促进了靶向治疗的发展,新的抗肿瘤药物的数量在不断增加,目前正在进行临床试验的抗肿瘤药物中,将近50%是血管生成抑制剂。这些新药物与传统治疗方法的结合有望成为治疗肿瘤的有效手段,提高肿瘤治疗的效果。

靶向治疗是指通过药物抑制肿瘤发生、发展过程的细胞信号传导和其他生物学途径的一种治疗手段。其目的是通过对肿瘤的精确抑制来尽量降低患者在整个治疗过程中的各种副作用,使治疗针对肿瘤,发挥最大的治疗作用,产生最小的副作用。

靶向治疗药物只杀癌细胞而不伤及人体正常组织的原因

这就要先从癌症本身的特点说起。肿瘤的生长是肿瘤细胞不断分裂、增殖和修复的过程。首先,它要靠癌细胞内的关键基因、各种酶和调控分子的信号传导使其生长;其次,它还要靠肿瘤局部的血管供给血液,提供营养,肿瘤越大,需要的供血量就越多。这就需要肿瘤自身不断地生成新的血管。靶向治疗药物杀伤癌细胞主要是抑制癌细胞的上皮生长因子受体-酪氨酸激酶这个靶点,这样就能减少血管形成,抑制癌细胞的生长,

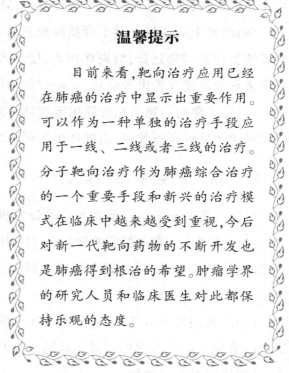

温馨提示

目前来看,靶向治疗应用已经在肺癌的治疗中显示出重要作用。可以作为一种单独的治疗手段应用于一线、二线或者三线的治疗。分子靶向治疗作为肺癌综合治疗的一个重要手段和新兴的治疗模式在临床中越来越受到重视,今后对新一代靶向药物的不断开发也是肺癌得到根治的希望。肿瘤学界的研究人员和临床医生对此都保持乐观的态度。

诱导癌细胞死亡,从而杀伤肺癌细胞。这种杀伤肺癌细胞的情况就好像制导的生物导弹,准确地打中肿瘤细胞一样,很少伤及患者的正常细胞,所以我们形象地将其称为靶向治疗或者分子靶向治疗。

▶▶ 肺癌靶向治疗的优势

分子靶向治疗与传统的化疗相比,存在巨大的优势。

(1)个体化治疗成为可能。例如,对于存在 EGFR 突变的非小细胞肺癌 EGFR-TKI 治疗有效率为 90% 以上,因此,通过组织 EGFR 检测可以预测治疗效果。

(2)靶点专一,副作用小。与细胞毒性化疗不同,靶向药物往往是针对异常突变的位点发生作用,靶点专一,对正常组织细胞的影响小,因此胃肠道反应和血液学毒性较轻,患者容易耐受。

(3)治疗方法简便易行。目前很多靶向药物通过口服给药,患者依

从性和耐受性良好,可在门诊和家庭给药,患者很容易接受。

(4)改善生活质量。对于晚期肺癌患者,细胞毒性药物可以使部分患者的生存期得到延长,但副作用大,使患者对治疗产生恐惧。而靶向药物通常能迅速改善患者症状,且治疗的副作用小。

(5)分子靶向药物与化疗联用能提高疗效。如抗血管生成药物与化疗联用能明显提高有效率,而副作用无明显增加。

▶ 目前常用的靶向治疗药物

目前常用的靶向治疗药物可简单分为两类。

(1)口服小分子酪氨酸激酶抑制剂:目前国内上市的主要为针对EGFR突变的药物,如吉非替尼、厄罗替尼和国产的埃克替尼;针对 ALK 基因突变的药物为克唑替尼。

(2)注射用抗血管生成的药物:VEGF 单抗(贝伐单抗)和国内自主研发的重组人血管内皮抑制素。这类药物与化疗联用能明显提高有效率,而副作用无明显增加。

▶ 靶向治疗的优势人群

所谓的优势人群,即亚洲人、女性、不吸烟者、腺癌患者。但通过进一步的研究发现,在优势人群中,EGFR 突变的阳性率高于非优势人群,能够用病理组织做检查,EGFR 突变阳性的晚期非小细胞肺癌患者才能真正从吉非替尼、厄罗替尼和国产的埃克替尼治疗中获益,因此,男性、吸烟者或鳞癌患者只要是 EGFR 基因突变,也能使用吉非替尼、厄罗替尼和国产的埃克替尼等治疗。EGFR 突变者的一线治疗有效率为 60%~70%,远高于一线化疗的有效率(40%)。所以在肺癌诊断的时候,要积极进行基因检测,一旦患者为 EGFR 突变者,可以免除化疗之苦,直接接受更高效低毒性的靶向治疗。

近年来，EML4-ALK 已成为靶向治疗研究的新宠。在 NSCLC 患者中，ALK 重排的阳性率为 3%~5%，在腺癌、从未吸烟或少量吸烟的患者中，EML4-ALK 融合的概率高，且与 ALK 阴性的 NSCLC 患者相比，ALK 阳性患者较年轻，但预后较差。在肺癌中，ALK 基因已经成为除了化疗之外能够成功进行靶向治疗的第二个异常基因。对于 ALK 基因突变的患者，克唑替尼的疗效优于化疗。

▐▶ 靶向药物的耐药性

肺癌患者在初始治疗时对靶向治疗药物（如厄罗替尼或吉非替尼）反应较好，但随着治疗时间的延长，可出现获得性耐药（平均 6~7 个月，最快 2~3 个月，最长 3~5 年）。获得性耐药的发生可能与基因的选择性二次突变有关，二次突变发生后，相关信号通路可在厄罗替尼或吉非替尼存在的情况下持续激活并使其他癌基因得到扩增。另外，有 30%~50%获得性耐药的发生是与其他机制相关的。

▐▶ 靶向药物联用化疗

单克隆抗体的靶向药物（如西妥昔单抗和贝伐单抗）最好与化疗同时应用，能明显增强化疗药物抑制肿瘤细胞的能力，比单独应用化疗药物的效果更好。而口服的小分子酪氨酸激酶抑制剂（如厄罗替尼或吉非替尼），目前的临床证据不建议与化疗药物同期应用。

▐▶ 靶向药物的副作用

靶向药物的副作用相对轻微，患者耐受性好。很多高龄患者（80~90岁）也能长期使用。EGFR 酪氨酸激酶抑制剂最常见的副作用是腹泻和皮疹，其他副作用为肝功能受损、恶心、呕吐等，但大多数程度轻微，经对症处理后可缓解。另外，在极少数患者中出现间质性肺炎，需要立即住院治疗。建议患者服药初期在肿瘤专科医院住院观察,待病情稳定后可返家服药,但仍需要定期到医院复查。

贝伐单抗与化疗方案联用的常见副作用包括高血压、出血、血栓形成、蛋白尿、心脏毒性等,严重罕见的副作用包括胃肠道穿孔、伤口愈合并发症等。贝伐单抗单药使用的副作用程度轻微,联用后贝伐单抗并不增加化疗方案的副作用,大多数患者耐受良好。接受化疗联合贝伐人源化单抗治疗的 NSCLC 患者可能发生致命性的肺出血。鳞癌的 NSCLC 患者出现咯血的风险高,不能使用贝伐单抗治疗。近期曾有咯血的患者(≥1/2 茶匙鲜血)也不应该接受贝伐人源化单抗治疗。治疗中出现 NCI-CTC 3 级或 4 级出血的患者应永久停用贝伐人源化单抗。

▮▶ 工薪阶层如何缓解靶向治疗的经济负担

靶向药物尚未纳入医疗保险目录,每月花费为 12 000~54 000 元。对于工薪阶层的患者来说,长期使用有不小的经济负担。目前吉非替尼、厄罗替尼及克唑替尼均与中华慈善总会开启了慈善援助项目,而国产 EGFR-TKI 药物埃克替尼也有自己的慈善援助项目,全国已经有数万名肺癌患者获益,从而更好地造福患者,也缓解了患者的经济压力及医疗保险基金压力。首都医科大学肺癌诊疗中心/宣武医院胸外科为中华慈善总会吉非替尼、厄罗替尼和克唑替尼慈善赠药项目,以及克唑替尼慈善项目的指定审核单位,审核签字专家通过评价药物治疗效果,决定是否推荐为免费赠药患者,以及已经获得免费赠药的患者是否适合继续免费赠药。

物理治疗,局部控制 ✎

▮▶ 什么是物理治疗

传统肺癌治疗包括手术治疗、放疗、化疗和中医药治疗。近年来,随着医学治疗技术的发展,新的物理治疗手段不断出现。采用物理学方法治疗肿瘤古已有之。百余年来,放疗迅速发展,成为肿瘤治疗中公认的3大手段(手术、化疗、放疗)之一,乃至放疗几乎成了肿瘤物理治疗的代名词。

20余年来,随着肿瘤综合治疗理念的发展,各种物理治疗手段越来越多地渗透到肿瘤治疗领域。除放疗继续取得长足进展外,电、光、热、冷、超声、射频、微波等物理手段都用于癌症的治疗,新技术、新设备不断涌现,包括伽马刀、光子刀、质子刀、超声聚焦刀、聚能刀、激光刀、氩氦刀、射频消融、全身热疗等。

新技术在治疗肺癌的过程中具有一定的优势和疗效。但是,其并不能代替传统的治疗手段,更不像一些医疗机构宣传的那样神奇。这主要是因为这些新技术所处的发展阶段不同,有的已经相当成熟,有的虽已趋成熟,但因应用于临床不久,还需要积累经验。少数技术则处于试验阶段,虽有明确应用前景,但还未获准应用于临床。还有一些技术尚在实验室研究阶段,还是应用前景不明确的理念性的新技术等。我们只介绍已广泛应用于临床,疗效肯定,并成为肿瘤治疗规范的部分物理治疗手段。

物理治疗新技术的适应证和禁忌证

适应证

- 明确的影像学或病理学诊断

- 一般情况中等以上,身体状况评分为60分以上。估计患者生存期超过3个月

- 有手术禁忌证或不愿意手术

- 探查肿瘤后无法切除、手术失败或手术后肿瘤残留,但病灶尚局限

- 术后肿瘤局部复发,病灶局限在原发部位

- 病灶最大直径≤5cm

禁忌证

- 一般情况很差,难以耐受物理治疗。预计患者生存期少于3个月

- 恶病质患者

- 全身广泛转移

物理治疗新技术的优势与现状

优势

- 无创或微创

- 局部疗效确切,优于化疗和生物靶向治疗

- 对早期肿瘤可起到根治作用,对中晚期肿瘤起到减瘤作用

- 定位准确,在最大限度消灭肿瘤的同时,可最大限度地保护正常肺组织。因此,又将这些新技术统称为肿瘤物理靶向治疗技术

现状

- 各种肿瘤物理靶向治疗技术具有各自的优缺点

- 要严格掌握其适应证

- 强调综合治疗

▶▶ 什么是放疗

　　放射治疗(简称"放疗")是恶性肿瘤治疗的三大手段之一,国内外统计数据表明,60%~70%的癌症患者需要接受放疗。放疗治疗肿瘤的原理是利用放射线对癌细胞进行杀灭;但由于肿瘤细胞生长在正常组织中,而且其形状很不规则,因此,

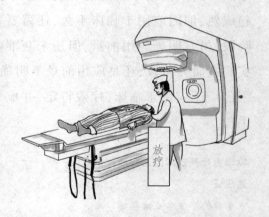

放疗

之前放疗时将放疗范围扩大,以达到不遗漏癌细胞的目的,但是这样会有很多正常组织也受到了不必要的照射,其后果是增加了放疗的副作用,而且由于副作用增加,不能进一步增加放疗剂量(强度),有很多肿瘤达不到根治效果。作为一种局部治疗的手段,理想的放疗是最大限度地杀灭肿瘤细胞,同时最大限度地保护周围正常组织和器官,即最大限度地提高放疗的治疗增益比。打一个不恰当的比喻,最好的放疗要像现代的精确制导导弹,指到哪里,打到哪里,而不伤害无辜。

　　目前,为了提高肿瘤治疗的精确性和对正常组织的有效保护,从而

提高患者生存率和生存质量，放疗已成功地从常规放疗技术发展为以三维适形及伽马刀等立体定向放疗为代表的精确放疗技术。目前，不能做根治性手术的肺癌患者中64%的患者需要立即进行放疗，30%的患者在10个月内需要放疗，而只有6%的患者不需要放疗。放疗在肺癌治疗中的地位已经举足轻重，只要运用得当，随着放疗技术的不断精进，我们有理由相信，放疗手

温馨提示

"放疗"是肿瘤患者耳熟能详的一个名词。它是利用放射线来杀灭肿瘤细胞，达到控制肿瘤细胞生长和扩散的目的，是治疗恶性肿瘤的主要手段之一。从最初居里夫人发现了镭，并使用了镭疗，到深部X线治疗，以及现在的光电子放疗，仅有几十年的历史，但60%~70%的肿瘤患者在治疗过程中要应用放疗，根据治疗的目的可以分为根治性治疗和姑息性治疗。

段一定能给肺癌患者带来更多益处。

早期肺癌是指无淋巴结转移的肺癌，局部晚期非小细胞肺癌是指局部侵犯大血管、椎体、对侧纵隔或锁骨上淋巴结转移肺癌。近年来国内外研究证明，早期肺癌精确放疗后的5年生存率可达60%，局部晚期非小细胞肺癌同步放化疗后5年生存率可达20%，值得引起广大医务工作者的关注，让更多的肺癌患者从新的放疗技术中获益。

五种肺癌患者可选择放疗

(1)小细胞未分化癌由于癌细胞转移早，并且对化疗敏感，因此放疗并不作为首选方案，应当首先进行化疗，等到3~4个周期以后，肿瘤缩小，再考虑进行放疗，这样才能获取最佳效果。

(2)对于早期非小细胞肺癌(包括鳞癌和腺癌)患者，虽然仍以外科手术作为首选方案，但是对于那些因为本身有心脏或肺部基础病变的无法承受手术负担的患者，经临床研究证实，精确放疗可获得与手术治

疗相似的结果。同时对于那些局部发生晚期癌变但是没有远处转移者，向肿瘤根治的方向发展的根治性放疗都能达到比较令人满意的效果。

（3）对于那些不能手术、局部已经晚期并发生骨转移或者脑转移的患者，选择姑息性放疗可以有效地提高患者的生存质量，减轻患者的痛苦。

（4）对于任何一种确诊为肺癌但又不能进行手术的患者，应当在可能的情况下尽早地进行放疗。单纯放疗或者与手术以及化疗联用，都是可以操作的方案，但是必须根据患者的具体情况而定，同时需要注意的是，在手术或者化疗后必须给出适当的间隔期，让患者的身体得到一定恢复后再进行放疗，以促进整体的治疗进程。

（5）对于Ⅰ期~Ⅱ期患者，术后放疗不但不能提高患者治疗效果，而且降低了患者的生存率，而对于Ⅲa期患者，术后放疗则能显著提高区域性肿瘤控制率，但对生存率提高并不显著。因此，Ⅲa期患者手术完全切除后是否需要进行术后放疗尚未达成共识。

肺癌放疗后可能出现的并发症

高能放射线在破坏或消灭癌细胞的同时也会损害正常细胞，即存在放疗的副作用。放疗引起的副作用通常分为两种：急性和慢性。急性副作用在治疗后不久就会产生，并且通常在治疗停止后几周内完全消失；慢性副作用可能需要几个月或几年才逐步显现出来，但通常是永久性的。

全身反应

其表现为一系列的功能紊乱与失调，如精神不振、食欲缺乏、身体衰弱、疲乏、恶心呕吐、食后胀满等，轻微者可不做处理，重者应及时治疗，结合中医药治疗，提高身体的免疫力。

局部反应

（1）皮肤：干性皮肤表现为皮肤瘙痒、色素沉着及脱皮，能产生永久浅褐色斑。湿性皮肤表现为照射部位湿疹、水疱，严重时可造成糜烂、破溃。

（2）黏膜反应

轻度：表现为口腔黏膜红肿、红斑、充血，分泌物减少，口干，稍痛，进食略少。

中度：口咽部明显充血水肿，斑点状白膜，溃疡形成，有明显疼痛，进食困难。

重度：口腔黏膜极度充血、糜烂、出血，融合成白膜，溃疡加重，并有脓性分泌物，剧痛，不能进食，偶有发热。

（3）放射性食管炎：急性放射性食管炎是放射线导致食管黏膜损伤、食管的屏障保护功能下降、出现炎症所致。其临床表现为吞咽疼痛，一般在放疗开始后 2~3 周开始，肿瘤组织吸收量达 30Gy 左右出现，4~5 周达到高峰，之后可有所减轻，一直持续到放疗结束后 2 周左右。二级以下放射性食管炎（能进食流质食物）只需要对症处理治疗即可，三级以上放射性食管炎（不能进食）需要管饲要素营养或静脉高营养支持治疗并辅助输液抗菌消炎等积极处理，以保证放疗的顺利完成。急性放射性食管炎的发生有很大的个体差异，一般在亚洲人中严重的急性放射性食管炎发生率较欧美人低。合并化疗、糖尿病等情况下会增加急性放射性食管炎的发生率。晚期损伤为食管溃疡及食管狭窄。常规分割剂量的外照射放疗一般不会产生食管狭窄，但是高剂量的分割放疗和腔内近距离治疗会产生这一并发症，可以进行扩张狭窄处或支架治疗。

（4）放射性肺炎：急性放射性肺炎是肺癌放疗时较多见且危险较大的并发症。实际上，肺照射 2000cGy 后会产生永久性损伤，照射 3000~4000cGy/3~4 周后所照射的肺呈现急性渗出性炎症。病理检查可见血管壁增厚，内皮细胞肿胀，纤维栓子形成，肺泡间隔水肿，胶原纤维肿胀。每位受照射的肺癌患者都有这种改变，但是大多数患者不产生症状，此时若有感染，即产生症状，称为急性放射性肺炎。若不产生症状，照射结束后，炎症逐渐吸收、消散，逐渐形成不同程度的进行性血管硬化及肺实质的纤维变。肺纤维化发生于照射后 6 个月左右，逐渐加重，一年时达到最严重的程度。放射性肺炎的形成与受照射面积的关系最大,与剂量及分割也有关。身体因素、个体差异、有无慢性肺疾病等也与放射性肺炎的发生有一定关系。放疗中联合应用抗癌药物不当可促使放射性肺炎的发生。急性放射性肺炎的症状和体征与一般肺炎相似,如咳嗽、咳痰、发热、胸痛、气短等。体格检查可以发现啰音,但症状多少、轻重不一。急性放射性肺炎的诊断并不困难。其一般发生在放疗结束后不久,有诱因(如上呼吸道感染等);有肺炎症状及体征;若X线片显示肺炎透视不明确,最好拍胸部CT证实。急性放射性肺炎主要用抗生素、肾上腺皮质激素、支气管扩张剂等治疗,必要时可给予对症治疗(如给氧等)。肾上腺皮质激素用量要充分、缓慢减量,而且要连续使用数周。其晚期表现为肺纤维化。肺功能差的患者照射面积大时,会使肺功能更差。

(5)放射性脊髓病:肺癌放疗中应严防放射性脊髓病的发生。重要的是设计及执行治疗计划时,确保脊髓受量不超过其耐受剂量,即10cm长度内不超过4500cGy。

(6)心脏损伤:较少见,多为心包炎。当照射4281cGy时心脏并发症发生率为6.6%,化疗可以增加心脏并发症的发生,如使用阿霉素等。

▮▶ 七种物理疗法

伽马刀

伽马刀这项技术是一位瑞典神经外科专家在20世纪50年代初发明的,当时神经外科的手术死亡率和致残率高达40%,临床非常需要创伤小、安全的治疗技术。伽马刀的主要原理是采用多个小照射野、三维方向集束的伽马射线,一次性大剂量照射颅内不适合外科手术治疗或外科治疗风险较大的良性病变,诸如脑动静脉畸形、听神经瘤、垂体瘤、脑膜瘤和功能障碍等。后来也尝试用伽马刀治疗恶性肿瘤,如胶质瘤、颅内转移肿瘤等。20世纪90年代,我国科学家借鉴立体定向放射手术的概念和原理,成功自主设计生产了"旋转式伽马刀",分别于1996年、1997年通过了国家MDA和美国FDA认证。在此基础上,我国开发生产了主要用于治疗躯干部位恶性肿瘤的"立体定向伽马射线体部治疗系统"(简称"体部伽马刀"或者"全身伽马刀")。体部伽马刀的射线源也是^{60}Co,但其治疗原理属于立体定向放射治疗,治疗范围、过程与传统意义的伽马刀略有区别。全身伽马刀通过将 30 个钴源、能量聚焦于一点。治疗时 30 束射线源随源体绕过焦点的公共轴线旋转,使每束射线变成一个动态的圆锥扫描面,焦点为圆锥的顶点,因此,焦点处的病灶受到的是持续性的高剂量照射,而周围正常组织受到的是瞬时的低剂量照射,靶外剂量递减十分陡峭,具有刀的特征,有利于保护靶外正常组织。但其剂量均匀度和适形度相对较差,特别是在靶体积较大而采用多靶点填充治疗时,应充分注意这一点。

伽马刀作为一种兼有放射和外科概念的新技术逐渐为人们所认识。据不完全统计,目前全国约有 300 台不同型号的伽马刀(包括以治疗颅内病变为主的伽马刀和治疗躯体部恶性实体肿瘤为主的体部伽马刀)。一些医疗机构宣传伽马刀能"不开刀、不流血治疗肺癌",可达到"95%的效果",误导了许多患者。事实上,要慎重选择是否需要进行伽马刀治疗,不可盲目应用。

伽马刀的适应证

(1)手术有残留、术后复发的患者。

(2)有外科禁忌证(如呼吸储备功能低)的早期周围型非小细胞肺癌患者。

(3)年老体弱或拒绝其他治疗方法的患者。

(4)中晚期肺癌,病灶局限,单发或者少于 3 个孤立病灶,最大直径一般要求小于 6cm。

(5)患者不能耐受常规外照射。

(6)有肿瘤或纵隔淋巴结压迫(如气道压迫)而造成的肺不张、上腔静脉梗阻。

(7)对化疗不敏感或者对药物过敏、拒绝化疗的患者。

伽马刀的禁忌证

体部伽马刀治疗的禁忌证包括肿瘤体积过大、有弥漫性的多处转移和恶病质、严重的重要脏器功能障碍、无法保持平卧（或者俯卧）体位、有不易控制的胸腔积液、拟治疗部位曾经接受过足量放疗、经过长期放化疗有明显血液系统功能障碍等的患者。有时通过积极支持治疗可以改善患者的状况，从而创造治疗条件。

X刀

X刀也叫光子刀，是继伽马刀之后发展起来的主体定向放射治疗技术。

X刀的适应证

其主要适用于Ⅰ期肺癌和病灶直径≤3.5cm、近似球形的原发癌。其高效安全，死亡率几乎为零，长期效果还有待进一步观察。

X刀的优点

X刀的发展很迅速，有逐步取代伽马刀的趋势，它的优点在于：

(1)设备简单。

(2)机器设备造价较低。

(3)伽马刀使用钴源，由于安装后能量逐步衰减，使单次照射时间逐渐延长，容易造成环境污染，而X刀无此问题。

(4)X刀比伽马刀的靶区更大，对于不规则形状的病灶，X刀在安排多个等中心照射时灵活性更大，易于实现分块和动态照射，通过多叶光栅等技术，有利于达到精确度和治疗效果更为理想的适形照射。

(5)X刀除了可用于头部外，还可以对躯体其他部位（如胸腹脏器、脊柱、盆腔、四肢等）恶性肿瘤实施类似的治疗。

(6)X刀无创伤性头架的装卸方便，重复安装不影响精确度，故可进行分次照射，避免了立体定向放射外科单次照射引起的并发症，扩大了使用范围，而伽马刀则限于单次照射。

X刀的缺点

(1)临床使用时间短，病例资料较少，临床经验尚缺乏。

(2)X 刀的控制系统复杂。

(3)机架与治疗床均需要不断转动,机器的重力变形所致偏差可使等中心偏差增大,故需要经常校对。

(4)光束照射较散,焦点投照体积较大,容易影响周围正常组织,不如伽马刀精确(误差:X 刀为±0.15mm,伽马刀为±0.11mm)。

中子治疗

目前治疗癌症最主要的手段之一是放疗。放射生物学研究表明,癌变组织通常由有氧型和乏氧型两类细胞组成,其中有氧癌细胞易被放射线杀死,但乏氧癌细胞却对常规放疗所用的 X 线、伽马射线以及电子束不敏感,耐受性强,往往杀不死。这就是常规放疗后癌症容易复发的主要原因。但是,这种乏氧癌细胞对中子射线特别敏感,中子恰恰是其天敌和克星,经中子射线照射后的肿瘤部位,乏氧细胞的复活率几乎为零,基本没有致死(或亚致死)性损伤修复。故而中子射线照射的结果是术后癌症复发率极低,这就是中子治疗癌症的独特优势,治疗效果优于当前被广泛使用的放疗。患者无须全身接受放射性射线,而是利用特制的施源器将中子源送入人体或肿瘤内进行腔内、管内或组织间照射,放射反应轻且能够彻底杀死癌细胞。因而,中子治疗是具有生物优越性的先进放疗方法,各国都投入大量人力和物力开发中子治疗设备。经过医学界几十年的努力,中子治疗癌症已经成为目前最先进的治疗方法之一。

质子治疗

放射线用于治疗癌症已有 100 多年的历史,放射治疗设备和技术在近 20 年飞速发展, 从早年的 X 线到 20 世纪五六十年代的 ^{60}Co,再到兆伏级的电子加速器,通过这些设备的改进,明显改善了放射治疗肿瘤的精确度和可操作性,但仍不完美。目前较多肿瘤治疗中心应用的是兆伏级的光子和电子。这些射线在射入身体组织时,肿瘤前方的组织受量均高于肿瘤所得到的剂量,而在肿瘤后方的组织仍受到相当高的剂量照射, 有时很难满意地避开肿瘤周围的重要正常器官和组织,质子射线的研究解决了上述问题。与传统的 X 线放疗不同的是,在治疗中,使用质子加速器产生的高能质子束速度快,穿透力强,其能量释放称作布勒格峰(Bragg peak),这使其在穿越途径上只会释放出很少的能量,在到达肿瘤病灶时才会释放出大量能量,对人体正常组织的影响小,是一种精确的放疗形式。因此,能对病灶施以足够的打击。质子放疗确实能减轻肺组织的损伤面积与程度,特别适用于既有重度肺病又有局限性肺癌的患者。同时可用自动化技术人为控制其能量释放的方向、部位和射程,是当前疗效最好、副作用最少的放射疗法,多用于局限性癌的治疗,也可用于转移性癌治疗,比其他的放疗形式更能提高患者的生活质量。

目前,世界上已有 10 多个国家正在开展质子治疗工作。已用质子治疗患者 40 000 余例,所治疗的肿瘤有葡萄膜黑色素瘤、中枢神经系统肿瘤、颅底肿瘤、前列腺癌、非小细胞肺癌、胃肠道肿瘤、鼻咽癌、乳腺癌和宫颈癌等,均取得较好的效果,已引起世界各国放射治疗学界的重视。

光动力疗法

光动力疗法是 20 世纪 70 年代末开始形成的一项肿瘤治疗新技术。光动力疗法的作用基础是光动力效应,这是一种有氧分子参与的伴随生物效应的光敏化反应。

光动力疗法的原理

光动力效应的三要素是光敏剂、照射光和氧。由于光动力治疗是在活体上进行的,活体组织又是含氧的,所以在临床实际工作中对光动力治疗的主要影响因素是光敏剂和照射光。光敏剂的光动力活性、光吸收特性和靶向特性,决定了其临床可用性和适用范围。照射光的波长正确性、输出稳定性和投照可靠性也是决定治疗效果重要的可控因素。光动力效应能够用于疾病治疗的两个前提是基于特定病变组织能较多地摄取和存留光敏剂,而靶部位又较易受到光辐照。因为只有这样,强烈的光动力效应才会发生,才能充分破坏病变组织。一般来说,实体恶性肿瘤、某些癌前病变以及一些良性病变可较多地摄取和存留光敏剂，只要这些病灶处于激光光纤能够抵达照射的范围，就可能成为光动力治疗的适应证。

在光动力治疗中，除了光能转化过程中产生的单态氧和自由基能直接杀伤病变细胞外，还因为这一过程引发的毛细血管内皮损伤和血管栓塞造成的局部微循环障碍进一步导致病变组织的缺血性坏死。

光动力疗法的七个优点

(1)创伤很小。借助光纤、内镜和其他介入技术，可将激光引导到体内深部进行治疗，避免了开胸、开腹等手术造成的创伤和痛苦。

(2)毒性低微。进入组织的光动力药物，只有达到一定浓度并受到足量光辐照，才会引发光毒性反应杀伤肿瘤细胞，是一种局部治疗的方法。人体未受到光辐照的部分，并不产生这种反应，人体其他部位的器官和组织都不受损伤，也不影响造血功能，因此，光动力疗法的副作用是很小的。

(3)选择性好。光动力疗法的主要攻击目标是光照区的病变组织，对病灶周边的正常组织损伤轻微，这种选择性的杀伤作用是许多其他治疗手段难以实现的。

(4)适用性好。光动力疗法对不同细胞类型的癌组织都有效，适用范围广；而不同细胞类型的癌组织对放疗、化疗的敏感性可有较大的差异，应用受到限制。

(5)可重复治疗。癌细胞对光敏药物无耐药性，患者不会因多次光动力治疗而增加毒性反应，所以可以重复治疗。

(6)可姑息性治疗。对晚期肿瘤患者，或因高龄、心肺肝肾功能不全、血友病而不能接受手术治疗的肿瘤患者，光动力疗法是一种可有效减轻痛苦、提高生存质量、延长生命的姑息性治疗手段。

(7)可协同手术提高疗效。对某些肿瘤，先进行外科切除，再施以光动力治疗，可进一步消灭残留的癌细胞，减少复发机会，提高手术的彻底性；对另一些肿瘤，可先做光动力治疗，使肿瘤缩小后再切除，扩大手术的适应证,提高手术的成功率。

光动力疗法是一种局部治疗方法,对肿瘤的杀伤效果在很大程度上取决于病变区的光照剂量是否充分。由于光进入组织后会因组织的吸收和散射而衰减,所以无论采用哪种光照方式,一次照射的杀伤深度和范围都是有限的。

肿瘤热疗

肿瘤热疗的原理是利用物理方法将组织加热到能杀灭肿瘤细胞的温度(42.5~43.5℃)持续 60~120 分钟,达到既破坏肿瘤细胞又不损伤正常组织的一种方法,正常组织细胞的温度安全界限为(45±1)℃。热疗不但对肿瘤细胞有直接的细胞毒效应,还可以增强化疗、放疗的疗效,提高身体的免疫力,抑制肿瘤的转移。

冷冻外科治疗

冷冻外科治疗是利用低温(<0℃)直接作用于病变组织,杀伤局部异常组织和细胞的一种物理治疗方法。其具有杀伤效果可靠、出血少、局部神经麻醉以及防止肿瘤转移等特点。冷冻外科的原理是低温的破坏机制以及肿瘤组织对低温的敏感性高于正常组织。冷冻外科治疗的疗效确切,出血少,并发症少,而且能增加肿瘤组织对放疗、化疗的敏感性,因此,日益受到人们的重视而逐渐广泛地被运用于临床治疗无法手术治疗的肿瘤患者。

四类患者可用经支气管镜冷冻治疗

(1)不能行开胸手术切除的梗阻型中心型肺癌,即气管、支气管腔内肿瘤的姑息性治疗。

(2)肺癌术后残端复发、支架植入后支架两端以及腔内再狭窄者的治疗。

(3)高龄、低肺功能患者。心肺功能不全、不能耐受全身麻醉者为手术禁忌。

(4)除了肺癌外,冷冻疗法尚可用于治疗其他良性或恶性支气管肺部疾病,如类癌肿瘤、肉芽肿、淀粉样变、气管-支气管软骨发育不良、脂肪瘤、息肉、平滑肌瘤、血管瘤等。

经支气管镜冷冻治疗的八个优点

(1)微创,患者耐受性好。

(2)操作简便易行,安全有效。

(3)费用低,近期疗效显著,很快缓解临床症状。

(4)明显改善生活质量,增加放疗、化疗的敏感性。

(5)增加身体抗肿瘤免疫力。

(6)安全,术者不需要光线或射线安全性的防护措施。

(7)纤维支气管镜具有较好的可弯曲性,可治疗 3~4 级甚至更远端病变。

(8)具有支气管镜检查条件的单位均能开展,电视监视器下操作利于研究和教学。该方法为减症的姑息性治疗,很难达到临床治愈疗效,故术后复发率较高,但只要患者状况允许,可重复治疗。

经支气管镜冷冻治疗的副作用

主要有支气管出血、肿瘤碎片或坏死物阻塞支气管,引起肺不张等。

饮食和运动,提高身体免疫力 ✎

▶ 健康饮食习惯是防癌关键

恶性肿瘤的形成原因十分复杂,目前尚未完全研究清楚。在肿瘤的形成过程中,内、外因都很重要,而且需要很长时间才能形成。内因一般包括遗传、内分泌失调和营养不良、精神紧张等;外因多为物理性、化学性、生物性等因素。其中,个人遗传因素在肿瘤发生中有一定的影响,但环境因素在多数情况下更为重要。国外有研究人员研究了 44 788 对双胞胎和他们的医学档案,由于双胞胎的遗传基因相同,如果一个患癌而另一个未患癌,则可认为癌症不是由遗传因素所致。研究结果显示,由于遗传因素导致的病例占 30%,而环境因素造成的病例占 70%。

半个多世纪以来,我国对癌症的防治研究工作取得了很大的进展,北京、天津、上海、广州等地的肿瘤专科医院对癌症患者的治疗水平已和发达国家的治疗水平相当或相似。肿瘤医学专家们认为1/3的癌症是可以预防的,1/3的癌症患者通过早期发现、早期诊断和早期治疗可以达到根治的目的,1/3的癌症患者通过合理的中西医结合的综合治疗后可以减轻症状,减少痛苦,提高生存质量和生存率。但是对中晚期的患者来说,大多数已经失去了根治的机会,更多的是采用消耗大而收效小的姑息性治疗。所以,我们要着眼于以预防为主的方针。

首先要注意改善生活环境和不良的生活习惯,尤其要戒烟和限酒。世界卫生组织(WHO)提出通过合理的生活饮食习惯预防癌症的 5 条建议:避免食用动物脂肪;增加高纤维食物的摄取;减少肉食的摄入;增加新鲜水果和蔬菜的摄入;避免肥胖。这些对预防癌症有一定的参考意义。

少食动物脂肪

由于致癌物质可以溶解于脂肪中,因此,饮食中摄入的动物脂肪越多,也就意味着溶解和吸收致癌物质的危险性越高。高脂肪饮食会增加肠道内的胆汁酸分泌,这种分泌对肠道黏膜有潜在的刺激和损害,导致结直肠癌的发生。

预防结直肠癌,要少吃或不吃富含饱和脂肪、胆固醇的食物,如肥肉、动物内脏等;植物油每人每天食用量应控制在 20~30g;少吃或不吃油炸、油煎类食物;在烹调过程中,避免将动物性食品和植物油过度加热。每天吃红肉(即牛、羊、猪肉)不应超过 90g,最好吃鱼和家禽以替代红肉。

增加高纤维食物的摄取

高纤维饮食能够减少消化道疾病。在高纤维饮食(以植物性纤维为主)的国家中,结肠癌的发病率降低。这个结论得到全球的公认。高纤维饮食往往存在于一些非工业性国家,那里肉类缺乏而植物性食物成为主食。动物性食品不含纤维。以肉类食品为主的美国和很多西方国家则成为世界上结肠癌发病率最高的地区。在一些癌症中纤维物质也同样具有防癌功效。研究表明,在高纤维饮食的人群中,胃癌和乳腺癌的发病率降低。粗粮、海带、紫菜、木耳、蘑菇等;黄豆、赤小豆、绿豆、蚕豆、豌豆等以及水果、蔬菜中都富含纤维素。

多吃蔬菜、水果

蔬菜和水果含能量不高,却能提供丰富的膳食纤维、维生素、矿物质和具有抗癌活性的植物化合物。研究表明,蔬菜、水果的摄入量与多种癌症的发病率具有明显的负相关(摄入量高,则癌症的发病率低;摄入量低,则癌症的发病率高)。蔬菜与水果能降低肺癌、胃癌、口腔癌的危险性;十字花科蔬菜能使结直肠癌和甲状腺癌的发病率下降;而蒜、葱、胡萝卜、番茄和柑橘类水果对降低肺癌、胃癌及膀胱癌有益。

提倡每天食用 3~5 种蔬菜、2~4 种水果。需要注意的是,我国人民的膳食结构是以植物性食物为主,应注意避免蔬菜、水果摄入过多,影响其他食物的摄入,从而导致蛋白质、锌、铁、钙等营养素摄入不足。食用蔬菜、水果需要长期坚持,但并不是每天都要吃一样多,在大致范围内,今天少吃点儿,明天多吃点儿也是可以的。记得烹饪蔬菜应当清淡,油脂浸透、炒焦或烤焦的蔬菜是没有防癌效果的。另外,野生食用菌多糖以及人体所必需的多种氨基酸、微量元素能有效预防慢性病。灵芝可以药食两用,增强免疫功能,降低血栓发生率,延缓衰老。

抗癌水果排行榜

世界卫生组织、美国农业部等对癌症的研究指出,每天至少摄取 5 份蔬菜、水果,可以降低 20% 的患癌症风险。研究表明,十几种水果可以有效地降低患癌症的概率。这些水果包括草莓、橙子、橘子、苹果、哈密瓜、西瓜、柠檬、葡萄、葡萄柚、菠萝、猕猴桃等。它们中的一些特殊成分在预防结肠癌、乳腺癌、前列腺癌、胃癌等方面具有其他食品难以替代的益处。

草莓:在抗癌水果中,草莓的抗癌作用最强。新鲜草莓中含有一种奇妙的鞣酸物质,可在体内产生抗毒作用,阻止癌细胞的形成。此外,草莓中还有一种胺类物质,对预防白血病、再生障碍性贫血等疾病也有很好的效果。

柑橘类水果：在橙子、橘子、柠檬、葡萄柚等柑橘类水果中，含有丰富的生物类黄酮，可以增强人体皮肤、肺、胃肠道和肝脏中某些酶的活力，帮助将脂溶性的致癌物质转化为水溶性的，使其不易被人体吸收而排出体外。同时，其可以增强人体对重要抗癌物质——维生素C的吸收能力。维生素C可以增强免疫力，阻止强致癌物质亚硝胺的形成，对防治消化道癌有一定作用。

一项研究表明，平均每天吃一个柑橘类水果，患胰腺癌的危险比每周吃少于一个柑橘类水果者低1/3。研究发现，常吃橘子、柠檬等柑橘类水果可使口腔、咽喉、胃肠道等部位的癌症发病率降低50%，可使脑卒中的发病率降低19%，同时对心血管疾病、肥胖及糖尿病也有一定的预防作用。

猕猴桃：含有丰富的维生素，尤其是维生素C的含量很高，是橘子的4~12倍，是苹果的30倍，是葡萄的60倍。通过近年来的研究证实，猕猴桃中含有一种可阻断人体内致癌的"亚硝胺"生成的活性物质，因而具有良好的抗癌作用。

梨：有生津、润燥、清热、化痰的作用。由于梨中所含的胡萝卜素、维生素 B_2、维生素C等都有一定的防癌和抗癌作用，所以梨适合鼻咽癌、喉癌、肺癌患者服食。

杏：适合多种癌症患者食用。据研究，杏是维生素 B_{17} 含量最丰富的水果，而维生素 B_{17} 是极为有效的抗癌物质，对癌细胞具有杀灭作用。有报道，美国用维生素 B_{17} 治疗癌症，一般经治疗的250例患者中，有248例患者获益，至今已用维生素 B_{17} 使4000例晚期癌症患者获益。

葡萄：特别是葡萄皮中含有的花青素和白藜芦醇都是天然抗氧化剂，也有抗癌功效，可抑制癌细胞恶变，破坏白血病细胞的复制能力。

苹果：含有一种非常有用的成分——多酚，可以抑制癌细胞的增殖。研究人员发现，苹果多酚可降低结肠癌的发病率。老鼠被移植癌细胞后，食用苹果多酚水溶液，在生存率、生存质量方面都显示出比较好的抗癌功效。

哈密瓜、菠萝:含有较多的叶黄素与玉米黄素，这些物质是非常有效的抗氧化剂，可起到抗癌作用。

虽然水果的抗癌作用明显,但在食用时,仍

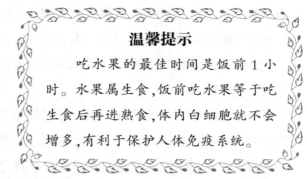

温馨提示

吃水果的最佳时间是饭前1小时。水果属生食,饭前吃水果等于吃生食后再进熟食,体内白细胞就不会增多,有利于保护人体免疫系统。

然要根据个人情况进行选择。经常有人因为生吃过量草莓而引起胃肠道功能紊乱,因为草莓比较酸,所以消化系统癌症患者要谨慎选择。另外,患尿路结石或肾功能不好的患者不宜多吃草莓,因为它含有较多的草酸钙,过量食用会加重病情。

抗癌蔬菜排行榜

蔬菜是人们饮食中不可缺少的组成部分,自然界中存在着许多防癌、抗癌物质,其中最容易选择的是蔬菜,科学家们研究证实,科学地选择食用蔬菜对预防癌症有着重要的作用。

大蒜:性温,味辛,有强烈刺激气味。其含有挥发油,主要成分是大蒜素,为一种植物杀菌素,含有硫、硒、锗,硒有抑癌的效用,锗可以预防胃癌,有机锗能促进血液循环,诱发体内干扰素,将巨噬细胞诱变为抗癌性巨噬细胞,增强患者病变细胞的抵抗力。大蒜素能阻止胃中亚硝胺生成菌的生长,从而减少亚硝胺的合成,减少胃癌的发生率。因此,可将大蒜作为抗癌的常用食物。

芦笋(龙须菜):被国外誉为最理想的保健食品,列为世界十大名菜之一。芦笋中有芦笋素、天门冬酰胺、天门冬氨酸及多种甾体等,对高血压、心脏病、心动过速、疲劳、水肿、膀胱炎、排尿困难等症均有一定的疗效。美国研究者发现,芦笋有防止癌细胞扩散的功能,对淋巴肉芽肿瘤、膀胱癌、肺癌、皮肤癌及肾结石等均有特效。生物学家认为,其抗癌的奥秘在于富含组织蛋白中的冬酰胺酶,这是一种"使细胞生长正常化"的物质,能有效控制癌细胞生长。此外,其核酸含量也很丰富,对癌症有"摊平"作用。食用时必须将其煮熟,最好饭前食用。

蘑菇:包括香菇、冬菇、平菇、猴头菇等,含有多糖类成分。研究证明,多糖有调节人体"抗癌系统"免疫功能的作用,从而抑制癌症发展和减轻癌症患者的症状。

茄子:性凉,味甘,有散血止痛、利尿解毒等功效,含有龙葵碱,其含量以紫皮茄为多,动物试验证明,此物质可抑制消化系统癌症。

白菜:性平,味甘,有解热除烦、通利肠胃之功效。研究者认为,所含的粗纤维有刺激胃肠道蠕动的功效,能使污染或分解产生的致癌物质尽快排泄,以减少肠内吸收和对肠壁的局部刺激。另含有较多的微量元素钼,能阻断致癌物质亚硝胺的合成;含有硒有助于生成谷胱甘肽,使癌症的发生率下降;富含维生素 B_1、维生素 B_2 和维生素 C,与肉类同食,既可增加肉的鲜美,又可减少肉中致癌物亚硝胺的产生。

甘蓝(卷心菜):性平,味甘,有补骨髓、利关节、壮筋骨、益脏器和清热痛等功效。目前已知其中所含的成分吲哚-3-乙醛及黄酮类化合物,都可诱导肝脏中芸烃羟化酶活性提高 54 倍,使小肠黏膜此酶活性提高 30 倍,预示着抗癌能力显著增强。有研究发现,甘蓝能降低胃癌、结肠癌及直肠癌的发病率。

萝卜:有清解、利尿、消炎、化痰、止咳等功效。萝卜含有抗癌物吲哚,可抑制肿瘤的生长。食用肉类须加用萝卜,可有防治癌症的作用。近年发现锌元素有很强的抗癌活性,而锌在萝卜中含量较高。

胡萝卜:有健脾胃、助生津及益气补中的功效,对积食、疳积有通便化滞之效。其富含维生素 A 原(胡萝卜素),是"防癌系统"的营养成分。

菜豆:有温中下气、益肾补阳之功效。菜豆中含刀豆凝集素等多种球蛋白(PHA)。据研究,PHA 具有抗癌作用,已经引起全世界关注。

扁豆:有补脾除湿、消暑解毒等作用。扁豆仅用于脾气虚弱、湿浊内阻的胃肠道肿瘤,可刺激体内淋巴细胞转化为杀瘤细胞,可刺激免疫系统提高消化吸收功能。

▶ 防癌四不吃

不吃或少吃油煎炸食品

很多人做红烧鱼的时候,喜欢将鱼放在油锅煎炸,将鱼煎炸得两面焦黄,然后再加各种调味品制作。但将鱼煎炸得焦黄对人体健康是不利的。当用油煎炸食物时,油锅的温度高达200℃以上,锅里的油脂进行着复杂的化学反应,高温的食油,尤其是反复高温炸过食物的剩油,可产生苯并芘等致癌物。鱼的表皮和鱼肉含有蛋白质、氨基酸、少量脂肪,遇到高温、热解,产生杂环化合物。油的温度越高,煎炸的时间越长,杂环化合物就越多,而杂环化合物是一类致癌物。人在食用这样煎炸的鱼后,在其尿中可以检测出杂环化合物,虽含量较低,但如果长期食用煎炸的鱼、肉类、禽类(包括鸡、鸭、鹅、鸽、鹌鹑等),其致癌物的量将会积累,若再食用或吸入其他致癌物、促癌物,就可能引起癌症。

为了减少致癌物的摄入,做肉食或蔬菜时,油锅的温度不要太高,不让油"冒烟",油在锅里"冒烟"时的温度一般已超过200℃,煎炒的时间越短越好,不要将食物的表面煎得太焦黄,这样可以减少致癌物的形成。在日常生活中,尽量不要制作油炸肉、油炸鸡、油炸鱼、油炸虾、油条、油饼、油炸糕点、油炸花生米、油炸土豆等。最好用清蒸、水煮、水氽、熬汤、焖、炖、凉拌、炒、微波炉制作等方法,免去了煎炸的步骤,有利于健康。所以,提倡少吃或不吃油炸食品。

不吃或少吃烧烤食品

食物在烟熏、烧烤或烘焦的过程中,会产生苯并芘等致癌物,可引起消化系统的癌症。喜欢吃烟熏羊肉的人群和一些喜欢吃烟熏鱼的人群,消化系统癌症的发病率比其他地区高许多。很多人喜欢吃烤羊肉串,但烤羊肉串不但受到煤烟中致癌物的污染,而且肉本身受高温的烘烤,会热解产生致癌物。

有资料证明,家庭自制的熏肉,每千克含致癌物苯并芘23μg,将肉挂在炉旁用火熏烤则每千克含苯并芘107μg。在熏烤肉类的过程中,滴下油脂燃烧后也产生苯并芘,附于烤肉的表面。如将烟熏、火烤的食物存放几周后,苯并芘便可渗透到肉的深部。无论肉类、鱼类、禽类,用烟熏、火烤的烹调方法都是不利于健康的,在食品烤焦的部分,苯并芘的含量最高,不要食用。

如何减少烤肉产生的致癌物呢?作者认为可试着用电或微波制作,不用木柴、煤炭做燃料,烤的时间可缩短,不让食品烤得焦黄,这样可以减少煤烟污染,但无法避免蛋白质和脂肪本身受高温热解而产生的致癌物。由此可见,最好的办法是不吃或少吃烟熏、火烤的食品。

不吃或少吃腌制食品

这样的食品较多,很多家庭习惯用盐腌制猪肉、禽类、鱼类、蛋类等,在商店里可以买到咸肉、火腿、腊肉、腊肠、咸菜、酱菜等,这些食品都是用盐腌制加工的。其含盐量太高,还可能含有少量亚硝酸盐、二级胺及亚硝胺。

腌制食品对健康有什么危险呢?首先,腌制食品一定要用很多盐,虽然食盐是我们的必需品,但食用过多的盐对人体有害,容易诱发高血压、胃癌等疾病。有研究认为,过多地食用盐有促癌作用,目前我国居民平均每天摄入盐 10~15g,北方人摄入盐较多,南方人摄入较少。国际上认为适当的摄入盐量是平均每天 5~6g。

另一方面,腌制肉类常常加入防腐剂,主要是亚硝酸盐。在腌制各种肉类的过程中,其蛋白质成分会形成二级胺,当条件适宜,亚硝酸盐和二级胺化合成致癌物亚硝胺。虽然含量很少,但食用次数或量多了,摄入体内的亚硝胺便会积少成多,便可引发多种癌症。蔬菜被腌制后也同样存在上述情况:第一,食盐的浓度太高;第二,蔬菜中的部分硝酸盐还原成亚硝酸盐,与菜的成分结合,也会形成少量的致癌物亚硝胺。

那么,不加盐做成的酸菜对健康有害吗?我国北方一些居民习惯在每年秋冬腌制酸菜,例如河南省林州市位于太行山东麓,中国医学科学院研究人员在当地的酸菜里发现了致癌的真菌、真菌毒素和亚硝胺,试验证明某些真菌毒素和亚硝胺可以诱发大鼠的食管癌和前胃癌。而林州市当地居民的食管癌和胃贲门癌的发病率非常高。所以,酸菜对人的健康也是有害的。

不吃发霉的粮食

发霉的大米、小米、高粱米、玉米、花生、豆类及油制品等会产生很强的毒素,可造成食物中毒、致病或致癌,不要食用。

▶ 肺癌患者走出饮食误区

有些癌症患者设置了太多的"规矩",这个不能吃,那个也不能吃;而有些患者只要吃得下,什么都敢吃。上述两种态度都不利于患者的治疗和康复。在此就肺癌患者的合理饮食进行介绍:

合理饮食三步走

(1)癌症患者的忌口:应因症而异,因人而异,因治疗方法而异,不能笼统地规定能吃什么,不能吃什么,不要过分苛求忌口。要多食用含有丰富蛋白质的食物,有人误认为癌细胞摄取营养的能力比正常细胞强,如果多食用高蛋白质食物,会有利于癌细胞生长,但是如果摄入营养

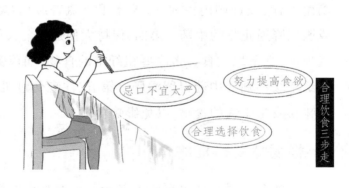

不足,人体的免疫功能处于更低水平,抗癌能力将进一步削弱,反而有利于癌细胞的生长。若化疗患者没有一定的蛋白质供给,白细胞、血红蛋白是很难恢复的。所以作者认为,忌口不宜太严,食谱不宜太窄,应以高蛋白质、高维生素的饮食为主,以弥补肿瘤的过分消耗,提高人体的免疫功能、抗癌能力和生存质量。

(2)合理选择饮食:避免食用含有致癌物的食物,如含有亚硝酸盐的腌制蔬菜、肉类,发霉、烟熏、不新鲜、含有食品添加剂的食物,农药污

染严重的农作物。应经常食用有利于毒素排泄和具有解毒作用的食物，如绿豆汤(粥)、赤豆汤、冬瓜、西瓜等。还可以选择具有抗癌作用的食物，如蘑菇、灵芝、冬虫夏草、木耳、银耳;蔬菜类的莴苣、荠菜、黄花菜、丝瓜、南瓜;水果类的杏、梨、杨梅、猕猴桃、枇杷、石榴;叶根茎类的莲藕、百合、荸荠、大蒜、萝卜、芦笋、胡萝卜等;动物类的鸡、鸭、鹅、鲫鱼、甲鱼、海参、蚕蛹、蜂王浆等。

(3)努力提高食欲:中晚期肺癌患者的主要心理反应是焦虑和抑郁，这会导致不同程度的食欲缺乏，所以首先要做好心理护理，帮助患者树立信心，解除患者的思想顾虑，提供安静、整洁的饮食环境，尽可能离开病床，坐在餐桌前就餐。餐前可以少量饮酒，或给予开胃健脾的中药。餐后给予水果等。第二，要注意饮食搭配多样化，忌单调，营养成分要平衡，注意饮食结构，不能偏食，避免总吃一种食物。注意食物的感官性状。在色香味上多下功夫。第三，进食时如有恶心，则餐前在口中滴入几滴生姜汁;或针刺内关穴，或给予甲氧氯普胺(胃复安)内关穴位注射，或服用降逆止呕的中药。第四，保持大便通畅。大便秘结，腑气不通，胃气失和，则不思饮食。多吃些粗纤维的食物(如芦笋、芹菜、香蕉)，必要时给予缓泻剂或中药保留灌肠。第五，注意勿过饥或过饱，忌食用黏腻厚味易发生胀气的食物，以免影响食欲。

▌▶ 根据体质辨证施食

食物和药物一样也有四气五味，故饮食也要根据病情寒热虚实来加以选择，寒者热之，热者寒之，虚则补之，实则泻之，还要分清肺阴虚还是肺阳虚，阴虚者宜清补，阳虚者宜温补。肺癌患者根据临床表现可分为阴虚热毒型、痰湿阻肺型、气滞血瘀型、气阴两虚型。

阴虚热毒型

其临床表现为低热盗汗，干咳少痰，或痰中带血，心烦寐差，胸痛气短，脉细数，舌红，苔薄黄。此类患者不宜食用温热之品，如鹿茸、羊肉、狗肉、虾及辛辣、芳香之物。应食用具有清热解毒作用的鱼腥草、黄花菜、鸭肉、莲藕、芦根、芦笋、百合、香蕉、甘蔗、西洋参、莲子、木耳等。

痰湿阻肺型

其临床表现为咳嗽痰多,胸痛气急,神疲乏力,脉滑,舌质暗或胖淡,苔白腻。此类患者不宜食用黏腻厚味、辛辣香燥之物,应食用具有健脾化痰、解毒清肺作用的食物,如薏苡仁、莲子、萝卜、玉米、长豇豆等。

气滞血瘀型

其临床表现为咳嗽不畅,胸闷不舒,胸部胀痛,便秘,口干,痰中带血,脉细涩,舌绛或有瘀斑、瘀点,苔薄黄。此类患者应食用具有理气化滞、活血解毒作用的食物,如茄子、木耳、发菜、芹菜、荸荠等。

气阴两虚型

其临床表现为乏力神疲,气短懒言,口干,便结,咳嗽少痰,舌淡红,或体胖,苔薄白或少苔,此类患者应食用具有补气养阴作用的食物,如葡萄、梨、桑椹、薏苡仁、豆豉、西洋参、山药、甲鱼、黑鱼等。

临床上根据出现不同的症状给予相应对症食物。如咳嗽痰多且黄稠者,给鱼腥草澄清液煮雪梨、贝母炖蜜糖、煸炒芦笋;咳嗽痰清稀者,可服用百部鸡汤、杏仁炒豆腐干;肺癌血瘀、疼痛者,可服用桃仁粥、三丝烩芦笋、酱油南瓜片、瓜蒌饼等;肺癌咳嗽、咯血者,可服用燕窝汤、百合田七炖兔肉;肺癌虚劳、咳喘、自汗盗汗者,可服用虫草炖全鸭、西洋参炒鸡丝;肺癌胸腔积液者,可服用红枣桂圆蒸鸭、蘑菇炒蜗牛。

▎▶ 放疗时的饮食宜忌

肺癌患者接受放疗时,由于放射线同时也损伤肿瘤周围正常组织,常引起放射性肺炎、肺纤维化和放射性食管炎。临床表现为:①干咳、胸痛、气短、气喘、痰黏难咳、呈阵发性刺激性干咳,甚至有时出现口唇发绀等缺氧现象;②常合并肺部感染,出现发热,咳黄色稠痰,气短,呼吸急促;③常有骨髓抑制现象,表现为三系细胞低下(红细胞、白细胞、血小板),出现疲乏无力,精神不振,食欲极差,恶心、腹泻及体重减轻。因此,放疗期间应多食用滋阴润燥的甘凉食品和清热解毒的食品,如梨汁、鲜藕汁、芦根汤、西瓜、蜂蜜、荸荠汁、赤豆汤、绿豆汤、百合及各种蔬菜和新鲜水果;忌食用助湿生痰的食品和辛辣的食品,如番薯、肥肉、辣椒、葱、姜、胡椒、韭菜等。若有气血不足现象,则宜补充高蛋白质食品(如奶类、瘦肉、动物肝脏)和补气生血的食品(如红枣、山药、桂圆、莲子、黑芝麻、黄鳝、牛肉等)。

总之,合理的饮食,对癌症患者更好地接受抗肿瘤治疗、提高人体免疫力、提高生存质量、延长生命,以及身体康复具有积极意义。

放疗后宜多吃的食品

猪肝:近代医学研究认为,维生素 A 有一定的抗癌、防癌作用。试验证明,维生素 A 对诱发的动物皮肤癌、肺癌、膀胱癌、乳腺癌、宫颈癌等有预防作用。猪肝中含有大量的维生素 A,所以,癌症患者放疗、化疗、术后均宜服食。

乌骨鸡:有滋补强壮,提高免疫力,控制肿瘤生长、发展、转移,延长生存期的功效,是一种扶正抗癌食品。乌骨鸡的营养成分,如总蛋白及丙种球蛋白、氨基酸、维生素 C、胡萝卜素等,均比普通肉鸡含量高,所含维生素 E 比普通肉鸡高 2.6 倍。尤其适合癌症患者放疗、化疗或术后服食。

鸡蛋:不仅是癌症患者的营养食物,同时也是一种防癌、抗癌佳品。1986 年中国科学院遗传研究所从鸡蛋中分离出一种抗胃癌细胞的 IQY 抗体,经动物试验证明,这种抗体能杀死大部分胃癌细胞。不仅如此,日本太阳化学工业公司的研究人员还发现,鸡蛋中含有抗癌物质光黄素和光色素,每个鸡蛋中含量约为 $10\mu g$,具有抑制癌细胞增殖的作用。

鹅血:上海 20 多家医疗机构临床使用鹅血制剂治疗胃癌、食管癌、脑癌、肺癌、鼻咽癌、乳腺癌、肝癌、淋巴肉瘤等 334 例,总有效率为 65%。所以,癌症患者宜将鹅血趁热用开水冲服,每隔5~7 天 1 次。

猪蹄:适合癌症患者手术后或放化疗后食用,可以起到手术创口愈合快、体重增加、白细胞及血色素升高、面色红润的效果,有增强体质、扶正抗癌的作用。

酸奶：含有丰富的蛋白质和维生素 A，不仅能补益身体、增强体质、提高身体免疫力、有效地抗癌，而且能影响致癌物的代谢途径，与致癌物有生物拮抗作用。其适合防治癌症或癌症患者放化疗后服用。

牛奶：能补虚损，适宜反胃噎膈，即食管癌、贲门癌、胃癌以及癌症体弱之人服用。《丹溪心法》中记载："治翻胃，牛乳一盏，韭菜汁二两。用生姜汁半两，和匀温服。"

海参：是一种高蛋白质滋补品，现代研究发现，海参中所含黏多糖能够显著提高身体的免疫力，抑制癌细胞的生长，是一种很有药用价值的抗癌食品。其适合癌症患者晚期或手术后、放化疗期间食用，既能增加营养，补益精血，强壮体质，又能抑制癌细胞生长、发展、转移和复发。

甲鱼：能滋阴养血，补虚抗癌。其适合多种癌症患者服用，如鼻咽癌、肺癌、胃癌、乳腺癌、恶性淋巴瘤、脑肿瘤、肝癌等，特别是癌症患者放疗或化疗后呈现阴虚内热者，食之尤宜。

干贝：既是一种高蛋白质、低脂肪的保健食品，又是一种抗癌食物。近年来的医学研究发现，干贝中含有一种糖蛋白，经动物试验证明，该物质具有破坏癌细胞生长的作用，还能增强人体免疫力，提高人体巨噬细胞的活性，及时清除体内发生癌变的细胞。其适合各种类型的癌症患者食用，既可增加营养，强壮体质，又有一定的防癌和抗癌效果。

蛤蜊：性寒，味咸，能软坚散结、清热解毒，其适合甲状腺癌、肺癌、肝癌患者服食。据现代药理研究，蛤蜊中的一种蛤素物质具有抗癌作用。如今，蛤蜊被认为是一种理想的抗癌食品，一些国家已利用蛤蜊制成抗癌药物，用于治疗肝癌、甲状腺癌。

牡蛎肉：含有丰富的蛋白质和维生素 A、维生素 B、维生素 C、维生素 D、维生素 E 以及多种微量元素。近年来，有研究者发现牡蛎肉中含有一种鲍灵素成分，对一些癌细胞株和动物肿瘤有抑制生长的作用。牡蛎是一种抗癌海产品，牡蛎肉适合各种癌症患者食用。

鲍鱼：也称石决明肉，是一种低脂肪、高蛋白质、多矿物质和多维生素的海产品。我国医学科研人员从鲍鱼肉中提取出两种称为"鲍灵素1、鲍灵素2"的成分，经药理学试验表明，该物质有较强的抑制癌细胞生长的作用。各种癌症患者均宜食用。

鲛鱼：又称鲨鱼，有补五脏、消肿去瘀的功效。现代医学研究发现，鲨鱼的软骨组织中含有一种物质，能有效地抑制癌细胞的生长。其适合癌症患者食用，不但能益气补血、滋肾填精、强壮筋骨，还有明显的抗癌作用。

▶ 化疗期间的饮食安排

由于肿瘤本身对人体的消耗以及化疗所致食欲缺乏、恶心、呕吐而引起的摄入不足，所以肺癌患者化疗期间应本着高蛋白质、高热量、易消化、低脂肪的原则来安排饮食。从现代营养学角度来看，各种肉类、鱼类的蛋白质营养价值和热量较高，在主食上应该粗细搭配，力求多样化。多食用玉米、黑豆、黑芝麻、花生、小米、黑米等营养价值高的食品，多食用蔬菜和水果，因其中含有人体所必需的营养素，尤其是各种维生素和纤维素，如甘蓝、菜花、白萝卜、油菜、香菇、银耳、苹果、梨、枣、猕猴桃、柑橘类水果等。

若化疗中出现食欲缺乏、恶心、呕吐，可酌情加山楂、白扁豆、白萝卜、鲜芦根、鲜藕、姜汁、薏苡仁、陈皮等，熬粥频服，可健脾开胃、降逆止呕。若出现白细胞总数下降，饮食中酌情用枣、桂圆肉、动物肝脏、乌骨鸡肉、鸭肉等。

▶ 术后的饮食安排

合理有效的营养治疗有助于患者安全度过手术、创伤导致的应激阶段。

从术后第一天起就可进食少量流质食物，开始时可少量多次饮水，每次30~50mL，每10~20分钟饮水1次，以增加体内水分，防止气道干燥及痰液黏稠。如无不适即可进半流质食物，如米粥、龙须面、蛋羹等；

适量进食各种水果及果汁，以补充维生素。以后逐步过渡到易消化的软饭及普通饮食。饮食上要做到荤素搭配，多补充蛋白质、维生素等，日常食物中的肉类（畜、禽、鱼类）、奶类、蛋类、干豆类、坚果类蛋白质含量较高。少吃或不吃罐头食品，因

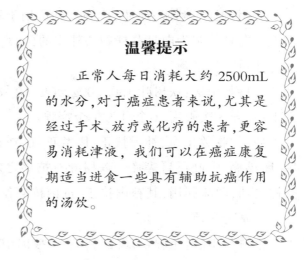

温馨提示

正常人每日消耗大约 2500mL 的水分，对于癌症患者来说，尤其是经过手术、放疗或化疗的患者，更容易消耗津液，我们可以在癌症康复期适当进食一些具有辅助抗癌作用的汤饮。

为大多数罐头食品含有防腐剂。可以尝试下面的小食谱：

汤汤水水补津液

新鲜菱角汤

原料与用法：鲜菱角 30 个，加水适量，小火煎成浓汤服用。每天 1 剂，分次服。

功用：健脾益胃，抗癌。本品性偏寒，中阳不振、脾胃虚寒、自感胃中寒冷、大便稀烂者不宜服用。

黑木耳六胃汤

原料与用法：黑木耳 10g，当归、白芍、黄芪、甘草、陈皮、桂圆肉各 5g。先将黑木耳煎水，饭后服用，后 6 味药另加水煎汤，早、晚空腹时分次服用。

功用：补气血，活血止血，润燥利肠。可辅助治疗女性阴道出血、阴道癌及宫颈癌。黑木耳含有一种多糖体，有一定的抗癌活性，能显著地提高人体的免疫力；后 6 味药有补气血、扶正气的强身作用，用它们与黑木耳配合，有补虚强身、扶正抗癌之效。身体虚弱或癌症患者常服，既可促进康复，又有防癌作用。

向日葵芯汤

原料与用法：向日葵梗芯 5~6g，加水煎汤饮用，每天 1 剂，分 2 次服用。

功用:通经,利尿,通便,抗癌。其适用于辅助治疗胃癌、食管癌、肝癌等。向日葵芯为向日葵杆剥去外皮的白心。

铁树叶红枣汤

原料与用法:铁树叶 150~200g,红枣 10 枚。加水适量,慢火煎汤。每天 1 剂,分 3 次服用,1 个月为 1 个疗程。

功用:收敛止血,补虚扶正,固益正气,扶正抗癌。用于辅助治疗胃癌、卵巢癌、呕吐反胃等症。铁树叶有抗癌之效,红枣有补脾益气、养血安神之功,两味同用,其补虚扶正、抗菌抗癌作用更强。

腥草肉丝汤

原料与用法:鱼腥草(鲜品)50g,猪瘦肉 100g,紫菜 20g。先将猪瘦肉洗净切成丝,入油锅炒片刻,备用;鱼腥草去杂质,加入清水适量,武火煎煮 15~20 分钟,去渣留汤备用;紫菜加水适量浸泡 10 分钟,待泥沙沉淀后,捞起滤干备用。再将鱼腥草汤煮沸,加入猪瘦肉丝和紫菜,煮 10~15 分钟,调味。饮汤食肉。

功用:清热解毒,散结化痰,滋阴润燥。其适用于肺癌属于痰热壅肺者,症见咳嗽、口干、痰黄稠;或咳吐脓血痰,伴发热口苦;舌质红,苔薄黄,脉数。

甲鱼杏贝汤

原料与用法:甲鱼 1 只,杏仁 15g,川贝母 18g,生姜 10g,料酒 10g,食盐、醋、葱、大蒜、花椒、味精各适量。将甲鱼宰杀后,去壳、头、爪、皮,切块备用;生姜切成片,与杏仁、川贝母一并放入砂锅中,加清水适量,置火上先用武火烧沸,再用文火煨炖,慢火炖至熟烂后,加入调味品调味服食。可佐餐服食,也可以单独服食,隔 2 天 1 剂,分 3 次用完,连续服食 5~7 天。

功用:养阴润肺,化痰止咳。

红参猪肺汤

原料与用法:红参 10g,猪肺 500g,生姜 12g,花椒 3g,料酒 10g,大蒜、食盐、葱段、味精各适量。将红参用清水浸透后切成片;猪肺洗净,切成块;生姜切片;各物一并放入砂锅中,加入花椒、料酒、食盐和适量清水进行炖煮,慢火煨炖至熟烂后,调味服食,食猪肺饮汤。每天 1 剂,分 2 次用完,连续服食 5~7 天。

功用:补脾益肺,补虚健体。

沙参玉竹老鸭汤

原料与用法:沙参 50g,玉竹 50g,老鸭 1 只(注意:一定要选用老鸭)。将老鸭去毛和内脏,洗净。再将沙参和玉竹一起放入砂锅内,文火煲 1 小时以上,调味即可。

功用:可治疗肺燥、干咳等,对病后体虚、津亏肠燥引起的便秘有效。

冬瓜皮蚕豆汤

原料与用法:冬瓜皮 60g,冬瓜子 60g,蚕豆 60g。将上述食物放入锅内加水 3 碗煎至 1 碗,再加入适当调料即成,去渣饮用。

功用:除湿,利水,消肿。其适用于肺癌有胸腔积液者。

石吊兰瘦肉汤

原料与用法:石吊兰 60g,猪瘦肉 120g,生姜 10g,食盐、葱段、胡椒、味精适量。将猪瘦肉去筋膜,洗净切成片;生姜洗净切成片,与石吊兰、食盐及调料等一并放入砂锅中,加清水适量,先用武火烧沸,再用文火煎煮,至熟烂后,调味服食。食肉喝汤,每天 1 剂,分数次用完,连续服用 5~7 天。

功用:清热解毒,化痰止咳,通络止痛。

胡桃人参汤

原料与用法:胡桃肉 20g(不去皮),西洋参 6g,生姜 3 片,加水适量,同煎取汁 200mL,去姜,加冰糖少许调服,每天 1 次,睡前温服。

粥类营养易吸收

仙枣赤豆粥

原料与用法:仙鹤草 90g,赤小豆 50g,薏苡仁 100g,枣 20 枚,白糖适量。薏苡仁、赤小豆共浸泡半天。仙鹤草用布包。枣去核。诸药加水,共煮成粥。加糖调味后,每日数次随意服食,连续服 10~15 天。

功用:清热解毒,活血止血。

萝卜粥

原料与用法:胡萝卜60g,白萝卜150g,粳米60g,猪肉末30g,食盐、香油、味精各适量。将胡萝卜和白萝卜洗净切丝,与米、肉一同放入锅内,加清水适量煮成粥后,加盐、味精、香油调味。每天分3次服用,连续服3~4周。

功用:宽中消积,降气化痰。

川贝糯米粥

原料与用法:川贝母12g,雪梨6个,糯米100g,冬瓜仁100g,冰糖180g。将川贝母打碎;雪梨洗净,去皮,切成片;糯米洗净,放入砂锅内,加清水适量煮粥,先用武火煮沸后,再用文火煎煮,煮至六成熟时,加入川贝母与雪梨片,继续煮至粥熟,加入冰糖,再煮沸后即可。每天服1剂,早、晚空腹服用,连续服用5~7天。

功用:养阴润肺,化痰止咳。

功劳百合粥

原料与用法:十大功劳15g,百合30g,粳米50g,冰糖30g。百合洗净切碎,十大功劳用布包,与粳米同煮成粥,加冰糖略熬即可。每天分3次服用,连服10~15天。

功用:滋阴清热,润肺止咳。

糯米白及粥

原料与用法:糯米100g,白及粉15g,枣5枚,蜂蜜25g。先将糯米、枣洗净,放入砂锅内,加清水适量,置火上,用武火烧沸后,再用文火煎煮,至粥熟后,调入蜂蜜与白及粉,再煮一、两沸,等待粥黏稠后再服用。每天1剂,分2次用完,10天1个疗程,温热服用。

功用:滋阴润肺,收敛止血,消肿升肌。

三七白及粥

原料与用法:三七末5g,白及粉15g,枣10枚,蜂蜜25g,粳米100g。将三七末、白及粉混匀另包待用;粳米洗净,大枣一并放入砂锅中,加清水适量,先用武火煮沸,再用文火慢煮,至粥熟后,加入三七末、白及粉与蜂蜜,调匀后再煮一二沸即可。每天 1 剂,早、晚空腹服用,可视咯血情况增减。

功用:补肺止血,养胃生肌。

参蛤粥

原料与用法:人参粉 3g,蛤蚧粉 2g,蜂蜜 30g,糯米 50~100g。糯米加水煮成稀粥,待粥熟时,加入人参粉和蛤蚧粉,用蜂蜜调匀,空腹热服。每天 2 次,连续服用 10~15 天。

功用:补肺益肾,定喘止咳。

白果枣粥

原料与用法:白果 25g,枣 20 枚,糯米 50g。将白果、枣、糯米共同煮粥即成。早、晚空腹温服。

功用:解毒消肿。

▮▶ 运动为生命添活力

适当的运动是强身健体、延年益寿的有效方法。"生命在于运动"这句话揭示了生命的一条规律——动则不衰。可见,运动对人的健康长寿非常重要。那么,癌症患者能不能进行体育锻炼呢?

首先,要增强参加体育锻炼的信心和勇气。许多癌症患者认为,反正自己患了"不治之症",参加锻炼还有什么用呢? 这种认识是极为错误的,癌症患者不仅应当参加体育锻炼,而且参加锻炼对癌症患者很有意义,比如慢跑。有研究者分析,慢跑后每天获得氧的供给比平时多 8 倍,慢跑还可以使人流汗,汗水可以将人体内的铅、锶、铍等致癌物排出体外,并能提高人体制造白细胞的能力,因此,慢跑对预防和抗癌有益。

癌症患者经过临床综合治疗以后,需要增加营养,参加适当的体育锻炼,尽快增强体质,提高免疫力,对疾病的康复大有益处。体育锻炼不仅能改善心肺功能和消化功能,还能改善神经系统功能,提高身体对外界刺激的适应能力,解除患者大脑皮层的紧张和焦虑,有助于休息和睡眠。在参加体育锻炼之前,应请医生较全面地检查一次身体情况,做到充分了解自己,然后根据自己的情况,选择自己喜欢的适合自己状况的运动项目。在参加体育锻炼的过程中,要善于自我观察,防止出现不良反应,并且定期复查身体,以便调整锻炼方法。另外,如果遇到体温升高、癌症病情复发、某些部位有出血倾向、白细胞低于正常值等情况时,最好停止锻炼,以免发生意外。

在癌症患者的康复运动中,首先值得推荐的是散步。其运动量不大且简便易行,不受时间、空间等条件限制,除卧床不起的患者外,所有的癌症患者都可以选择这种运动方式。

▶▶ 癌症患者运动的五项原则

个体化原则

要根据患者的年龄、病情和体质,选择适宜的运动项目、运动强度和运动时间。

分段性原则

癌症患者的运动疗法可分为几个阶段。第一阶段:长期卧床或手术后卧床的癌症患者,可以做些不用花费太多力气的简单动作,各种形式有节律的重复动作都可以提高肌肉的力量。第二阶段:当癌症患者可以起床活动时,可以适当地进行散步等运动锻炼,增加运动强度,提高体力储备,为恢复正常活动创造条件。第三阶段:当癌症患者可以整日离床时,可以增加运动量,逐渐延长散步距离和时间,进行打太极拳等运动锻炼,以便增强体力,促进康复。

全面性原则

要注意全身运动与局部运动相结合,这样才能发挥其康复医疗的最大作用。一般以全身运动为主,局部截肢或伴有脑血管疾病的患者,还应配合相应的局部运动和功能锻炼。

渐进式原则

运动要循序渐进,逐步加大运动量。在开始时,运动量要小,随着患者身体功能的改善,运动量可逐渐加大。达到应有的强度后,即维持在此水平上坚持锻炼。防止突然加大和无限加大运动量,以免诱发心脑血管疾病。特别是卧床患者,要想恢复原来的体力活动,一般需要经过相当长的时间。

持续性原则

运动锻炼对癌症的康复具有一定效果,但亦非一日之功,只有长期坚持才能取得预期的效果。尤其进行打太极拳等运动锻炼时,坚持不懈方能取得疗效。

▌▶ 癌症患者的运动强度

各种剧烈运动(如快速跑、爬山、打球、武术等)都不适合癌症患者锻炼。癌症患者应根据自己身体的实际状况,选择适宜的锻炼项目。

患了癌症要有勇气,和家人或好友结伴走出家门,到运动场上去。可以和癌症患者一起锻炼,可以在跑道上慢跑或散步,可以打太极拳,也可以在草地上随着乐曲跳舒缓的健身舞。运动能使人精神振奋,情绪愉悦,保持大脑神经系统功能正常状态,自主神经系统的功能得到加强,从而使神经内分泌和免疫系统的功能进一步提高。

强身健体有步骤

第一步:外在肢体的锻炼以散步、健身操为主,应作为患者的辅助锻炼方法,要注意身心放松,同时注意不要心神散漫。

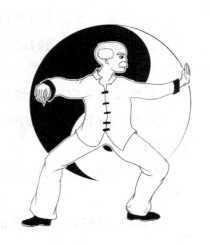

第二步:内在气血的锻炼以具有战斗精神的太极拳和瑜伽为主,应作为患者癌症初期的主要锻炼方法,实现奋力抗击癌症的目的。坚持每天锻炼,体会

气血畅通、内脏强健的感觉。

第三步：认识到一些癌症患者锻炼太极拳等没有效果后，作者认为应该有一个比以上两种更高层次的锻炼方法，要将现实生活中的人生观、社会观、大健康观融入具体的锻炼中将癌症心理学的认识融入锻炼中去。

作者认为，无论锻炼方法有多好，锻炼时的状态有多好，如果患者的思想中仍有诸多烦恼和压抑情绪无法释怀的话，锻炼结束后又恢复了原来易患癌症的身心状态，就会大大降低锻炼的效果。因此，作者希望患者将现实生活观念与太极甚至一般散步、做操结合起来，即身心合一的锻炼。

▶ 散步是最好的锻炼方式

散步可以不受季节限制，随时可行。春踏芳草地，夏步小河边，秋赏荷花淀，冬行松林间，各得其趣，散步又散心。

散步也可不受空间限制，无论在乡间的田野小路上散步，或是在城市林荫道上信步而游，那广阔的空间、绿色的环境、清新的空气，都会使人神清气爽，心旷神怡。

散步也有学问，古人云："散步者，散而不拘之所谓，且行且立，且立且行，须持一种闲暇自如之态。"

下面介绍一下散步的要点：

(1)衣着要宽松，鞋袜要合适，若年老体虚，可挂杖而行，以保证安全。

(2)散步要从容不迫，怡然自得，摒弃杂念。

(3)步履要轻松，有如闲庭信步，使百脉疏通，内外协调，以达周身气血平和。

(4)循序渐进，量力而行。散步时间可长可短，做到形劳而不倦，勿令气乏喘吁。

(5)散步时间：一是清晨散步，置身花草树木之间，可爽精神，可调气血;二是食后散步,古人认为,"饭后食物停胃,必缓行数百步,散其气以输于脾,则磨胃而易腐化";三是睡前散步,可使精神放松,促进睡眠。其他时间,亦可散步,贵在坚持,久必获益。

▶ 术后活动安排

肺癌手术后早期活动非常有利于促进患者身体功能的康复,早期活动可促使呼吸加深,有利于肺扩张和分泌物排出,防止肺部并发症的发生;促进血液循环,有利于伤口愈合,防止血栓形成;促进胃肠道蠕动,防止腹胀、便秘;促进排尿功能的恢复,防止尿潴留。

手术后早期卧床时在未拔除胸腔引流管之前,或因其他原因限制活动时,应在床上经常做下肢屈伸运动;患侧上肢可做上举、触摸头顶及对侧耳朵的练习,也可以用健侧手握住患侧手腕做上举动作。

应鼓励患者早期起床活动。在一般情况下,胸腔引流管在术后 48~72 小时拔除,拔管后离床活动,可在室内或走廊慢走散步、自己用餐、去卫生间,每天按训练计划活动术侧上肢,使术侧上肢尽快恢复功能。

开胸患者术后患侧上肢渐进式功能锻炼:

(1)术后 6 小时(患者全身麻醉清醒后)开始做五指同时屈伸、握拳运动,每次 3~5 分钟,每天 3 次。

(2)术后第 1 天开始做肘部屈伸运动,清晨用患侧手刷牙、洗脸,就餐时用患侧手持碗、杯。

(3)术后第 2 天开始做梳头运动,颈部不要倾斜,肘部抬高,保持自然位置,每次 3~5 分钟,每天 3 次。

(4)术后第 3 天开始做上臂运动,运动时为保护患侧上肢,用健侧手托住肘部,做上肢上举过头运动,每次 3~5 分钟,每天 3 次。

(5)术后第 4 天开始做肩膀运动,逐步将患侧手放于枕部,触摸对侧耳朵。开始时用健侧手予以协助,逐渐将患侧手越过头顶,触摸对侧耳朵,每次 3~5 分钟,每天 3 次。

(6)术后第 5 天开始做综合运动,包括摆臂运动、双手左右大幅度运动。为避免患侧与健侧差别,应共同用力。可做上肢上举动作、双上肢交替上举、煽动臂膀运动,双手十指在脑后叠加,双肘在前面开合,保持双肘高度一致,并向后大范围展开,每项运动每次 3~5 分钟,每天 3 次。

改变观念,肺癌的心理治疗 🖊

▐▶ 癌症是一种慢性病

我们将癌症称为一种生活方式疾病、慢性病,因为癌症并不像肝炎病毒、SARS 病毒,或者艾滋病毒感染后立刻就发病,而是经过漫长时间的不良生活方式的累积。比如像肺癌与吸烟的关系,由于吸烟对健康危害的滞后效应,吸烟者一般是在吸烟 20~30 年,甚至 40 年以后才出现烟草带来的危害。过度饮酒同高血压、心脏病的关系也是一个慢性累积的过程。

就肺癌而言,30 年前肺癌一经确诊 80% 以上都是晚期,失去了根治性手术治疗的机会,外科手术创伤大,药物治疗和放疗的有效率低,副作用大,5 年生存率低。晚期肺癌患者即使应用综合治疗的手段,中位生存期也只为八九个月。近年来,随着体格检查的普及和科普教育的开展,早期肺癌诊断率逐年增加;同时,随着外科手术微创化、放疗设备和化疗药物的更新、分子靶向药物的问世,越来越多的肺癌患者通过手术、放疗、化疗和靶向治疗获得长期生存,而且生存质量也得到提高,早期肺癌患者的 5 年生存率和生活质量逐年提高,晚期肺癌患者也已经用年生存率来计算,特别是有了分子靶向药物以后,肺癌患者就像高血压患者每天服用氨氯地平、糖尿病患者每天注射胰岛素一样,每天在家服用吉非替尼或厄洛替尼就能够很好地生活和工作。所以我们把肺癌称为"慢性病"。

在癌症中,肺癌在全国整个死因中排到第一位。2019 年世界癌症大会数据显示,癌症每年发病接近 1600 万例,超过心脑血管疾病,在癌症

102

死亡里肺癌排在第一位。北京市 2020 年 10 月公布了肺癌流行病学调查结果显示，6 万余死亡人口中 2 万余人是死于癌症，癌症中肺癌又是排在第一位。所以，从死因构成比上决定了肺癌是一种常见病、多发病。

不同的性格、病情和治疗过程，使癌症患者有不同的心理特征。心理护理对癌症患者建立信心、调整心态、增强生理功能非常重要，在护理过程中要及时了解、超前预见，根据患者不同的心理特征，用科学的护理语言积极施护。

▮▶ 不良情绪是癌细胞的活化剂

临床统计数字显示，90%以上的癌症患者均与精神、情绪有直接或间接的关系。精神创伤、不良情绪，都可能成为患癌症的先兆。中国科学院心理研究所的研究结果表明，现代生活中，工作和学习上的长期紧张、工作和家庭中的人际关系的不协调、生活中的重大不幸是致癌的重要因素。

精神因素与人体免疫功能密切相关。我们知道，人体免疫系统受神经和内分泌的双重调控，可以这样认为，刺激是由人的情绪影响大脑边缘系统、自主神经系统、内分泌系统、内脏器官而起作用。

精神抑郁等消极情绪作用于中枢神经系统，引起自主神经功能和内分泌功能的失调，使身体的免疫功能受到了抑制。由于身体间的平稳被打破，使细胞失去正常的状态和功能，不断变异，产生了癌细胞。另一方面，减少体内抗体的产生，阻碍了淋巴细胞对癌细胞的识别和消灭，使癌细胞突破免疫系统的防御，过度地增殖，无限制地生长，形成肿瘤。精神因素对癌症的发生、发展、扩散，起着非常重要的作用。这一点已被美国的弗农·赖利博士的动物试验所证实。他用声光刺激动物，使之产生紧张、焦虑，结果动物的免疫系统的防御能力大大减弱，并诱发了以前潜伏在胸内的癌瘤。他的另一个试验是：在受到同样刺激的老鼠臀部种植的肿瘤细胞，很快就扩散到肺部和肠道。究其原因，正是这些恶劣的精神因素起到了"唤醒"沉睡的癌细胞的作用，使其得以"疯"长，肆无忌惮地吞噬着健康。

有人把不良情绪比作装满子弹的枪,任何微小的刺激就像扣动了它的扳机。不良情绪确实是癌细胞的活化剂。就拿乳腺癌来说,两千多年前,古罗马的盖伦医生就知道患乳腺癌的女性常患有忧郁症。现代医学已经证明了这一点,抑郁消极的情绪可使催乳素分泌过多,而致乳腺癌。《外科正宗》中对乳腺癌的病因分析认为,"忧郁伤肝,思虑伤脾,积想在心,所愿不得志者,致经络痞涩,聚结成核"。肝癌患者大多有"大怒"伤肝的经历,胃癌患者则常生"闷气"。

治病要治心,恶劣的情绪、忧郁的精神对人健康的损害,甚至比病菌、病毒更严重。情绪可以杀人,亦可以救人。良好的情绪,犹如一剂心药,对癌细胞有强大的杀伤力,是任何药物所不能代替的。

▶▶ 癌症患者的四个心理期

怀疑否认期

患者突然得知确诊为癌症,企图以否认的方式来达到心理平衡,怀疑医生的诊断错误或检查错误。

愤怒发泄期

否认之后,患者常会出现强烈的愤怒和悲痛,一旦证实癌症的诊断,患者会立即感到对世间的一切都有无限的愤怒和不平,有被生活遗弃、被命运捉弄的感觉,并把这种愤怒向周围的人发泄。如常借各种理由表现出愤怒和嫉妒,常常与亲人、医护人员发生吵闹,事事感到不如意,还会认为所有人都对不起他,委屈了他,还怕周围人遗弃他。其心理行为表现为大声喧哗、百般愤怒、愤愤不平,这种情绪持续不定,会消耗患者战胜疾病与正常生活的精力。

悲伤抑郁期

当患者在治疗或休养过程中,想到自己还未完成的工作和事业,想到亲人及子女的生活、前途和家中的一切而自己又无法顾及时,便会从内心深处产生难以言状的痛楚和悲伤。再加上疼痛的折磨,用药难受,则进一步转化为绝望情绪,从而可能产生轻生的念头。

情感升华期

也有很多癌症患者虽有多种心理矛盾,但最终能认识到现实是无法改变的,惧怕死亡是无用的,而能以平静的心情面对现实,生活得更加充实且更有价值,在短暂有限的时间里,实现自己的愿望和理想,这就是情感升华,升华为积极的心理防范反应,患者把消极的心理转为积极的效应,以使心理通过代偿来达到平衡。患者在积极的心理状态下,不但心理平衡,而且身体状态也会随心理状态的改变而向好的方面发展。

▮▶ 走出困扰你的问题

患癌症后,患者会接受不同种类的治疗。无论手术、化疗、放疗都会不同程度地引起的一些身体的副作用,所以经历过治疗的患者对这些治疗引起的身体副作用很熟悉,比如放疗引起的疲劳,化疗引起的恶心、呕吐等。但是很多人并没有关注治疗引起的心理副作用。一般来说,人们并没有把感情、心理上的变化当作治疗的副作用来对待,其实这是错误的,我们非常有必要把它们归为治疗的副作用,因为这些心理副作用会出现很多心理痛苦。下面列举一些治疗引起的心理副作用,对照看看,它们在你的内心是否存在,如果这些问题同样困扰着你,不要忘记寻求必要的帮助。

治疗过程很痛苦,要不要坚持

当治疗对身体带来比较严重的副作用时,要放弃的念头就容易悄悄出现。毫无疑问,为了重获健康,忍受这些痛苦是非常值得的,所以当治疗过程变得很艰难时,患者一定要不断地提醒自己,这些痛苦是值得忍受的。

我还是以前的我吗

体形的改变,比如脱发、面色苍白和身体消瘦,会让人产生"我不再是以前的我"的想法,这种身体上的变化会让患者产生心理的痛苦,因为它会影响人的自信心。患者可能会变得不喜欢照镜子,感到力不从心或是认定自己的身体功能变差了。要记住,这些症状是伴随治疗而来的,一旦治疗停止,都会慢慢恢复正常。

生活难道就是打针、吃药、验血吗

有时患者会觉得生活中总是在吃药治病,因为患者的日程已经完全被治疗和护理所占据了。应该明确,在一段时间内,患者的生活必然会被检查、药物和治疗占用,但这一切只是暂时的,要学会在这个过程转移一下注意力,可减轻些患者的焦虑。

我懦弱吗

困难重重的治疗会让人感到身心疲惫,即使一些较轻的症状[如反复性低热,手脚指尖麻木(化疗所致)]就会让人感到很难熬,所以应对癌症治疗需要勇气和力量。可是,在人们的观念中常以为求别人帮助是一种懦弱的表现。实际上,向其他患者或他人咨询、求助并不能说明懦弱。患者应该寻求一切可及的资源,来帮助自己撑过这些艰难的治疗,这样能够使治疗变得轻松些,减少一些痛苦。

情绪变化大

有时候,患者会发现自己无法控制自己的情绪,甚至会为一些微不足道的事情伤心流泪,也可能情绪从一个极端走向另一个极端,先兴奋然后极度低落。这些表现可能是治疗药物所致,比如泼尼松和地塞米松,都会影响人的情绪,引起先兴奋后极度低落的心情变化,这种"秋千式"的变化会在治疗后消失的,如果这种情绪问题非常严重,应该寻求心理医生的帮助,甚至通过药物来控制。因为持续的情绪低落状态可能转变成抑郁症。

无法集中注意力

在化疗过程中,有些患者抱怨记性很差,没办法看书读报,也不能专心工作,感觉很烦躁。一些化疗药物,特别是在高剂量应用时,会暂时性地影响患者的思考能力,引起记忆困难和注意力无法集中。这些反应也是暂时的,避免驾驶这种需要集中注意力的活动,治疗停止后记忆和注意力会慢慢恢复,不必因此心烦。

以上只列举了癌症治疗中一部分心理副作用,其实治疗所带来的心理问题还有很多,需要我们去关注和处理。最重要的是去认识这些问题,有想解决它们的想法并将这些想法告诉医生。

▦▶ 打破谈癌色变,切勿对号入座

很多人认为患了癌症就等于被判了死刑,所以很多人会谈癌色变,癌症给人们的心理带来极大的压力。患者及家属对癌症的恐惧心理很强。其实这些想法是对癌症知识的一知半解和盲目的消极情绪造成的。

据报道,34%~44%的癌症患者在得知自己患了癌症后会出现各种明显的心理应激反应或心理障碍,其中约18%的患者符合重症抑郁发作的诊断。恐癌可以带来相当明显的消极作用。临床观察和动物试验均表明,严重心理应激反应可以损害人体免疫功能,导致肿瘤生长加快,病情恶化。因此,采取相应措施消除人们恐癌心理以及恐癌心理带来的消极影响是非常重要的。如何帮助患者减轻、解除心理负担,摆脱情绪困扰,积极配合治疗,改善生存质量,是肿瘤、精神、心理等学科都需要重视的问题。大多数癌症患者恐惧心理的社会表现一般有以下几种:怀疑、焦虑、抑郁、紧张、愤怒、担忧、绝望、回避和消极对待。医护人员和家属应该为患者提供合适的环境和表达机会,让患者宣泄不良情绪,并加以疏导,使其情绪得以缓解,心理障碍得以消除,通过加强对医学的进步及发展前景的了解进一步增强战胜疾病的信心。

癌症患者由怀疑、焦虑、紧张到悲观绝望的心理表现最为普遍。临床上常常见到患者经过检查怀疑患了癌症,家人会惊慌失措,四处咨询,辗转数家医院诊治。当最终确诊之后,很多癌症患者对自身病情感到悲观绝望,并由此对手术、放疗、化疗等治疗产生厌烦和恐惧,对治疗的预期疗效失去信心。这些患者中,听天由命者有之;极度紧张、恐惧,连"癌"字都不敢多想、多说者亦有之。很多患者家属的恐惧、悲观绝望情绪也很常见,他们急于了解患者还能存活多久,其精神紧张的程度甚至超过了患者本人。尤其在患者还没了解病情以前,或其已知自身病情但尚能自持时,家属反而控制不住自己的情绪。家属开始往往是害怕患者承受不了打击,出于保护患者的目的,想方设法地隐瞒病情,不告诉患者坏消息。其实,这些绝望情绪都是对患者有害的、不可取的,在大多数情况下是毫无根据的。我们主张选择适当的时机、地点由大家感觉最合适的人告诉患者这个坏的消息,和患者一起分析病情,鼓励患者鼓起勇气,树立信心,积极配合医护人员共同抗癌。

▣▶家属正确对待,克服回避情绪

癌症患者及家属不愿正视疾病,这种回避情绪带来的后果也同样令人吃惊,其危害程度甚至远远超过悲观绝望。回避疾病的表现主要为不愿正视疾病的现实。对患者个人来说,讳疾忌医的情绪时有见到,一些患者家属也会表现出这种情绪, 对医护人员的诊疗意见充满反感。他们往往出于对手术、放化疗等治疗的恐惧和对目前癌症疗效的怀疑,转而投向偏方、验方、营养保健品等,社会性的回避行为亦时有见到,如不愿意医务人员去他们的工作地进行防癌普查;不愿意科研机构对他们的生活、工作环境进行危险因素考察;不愿意采取预防措施等。这种情绪主观上是逃避现实,客观上却贻误了诊治时机,给了癌症肆虐的机会。

▣▶积极治疗病情,切勿消极对待

恐癌心理的另一种常见表现就是消极对待。这种消极态度常常隐藏在热心照料的背后,其目的无非是为了安抚患者或其家属,其实质仍在于恐癌心理。在这些人看来,癌症患者注定会很快去世,对行将入土的人不妨慈悲一些,他们对癌症患者常是关怀备至的,尽可能满足患者的愿望与要求,甚至对其所以产生癌症的不良生活习惯及生活方式也不加干预,继续放任甚至纵容他们。这样做只会影响常规治疗的效果,加速患者病情的进展。

　　还有一种值得一提的情况就是"疑病症",当得知某位社会公众人物或者自家某位亲友罹患癌症后,或者在翻阅相关医学科普书籍讲到某种癌症时,自己就"对号入座",越体会越觉得自己身体某相应部位不适,恐怕也得了癌症,赶紧去医院检查,结果往往是虚惊一场。更有甚者因为过度的紧张和过度的检查影响了身体健康。这同样是恐癌心理在作怪。

　　其实只要重视、加强肿瘤知识的普及,提高大家对肿瘤防治进展的认识,介绍更多的治疗成功的案例,将患者的注意力转移至其感兴趣的爱好中来,营造和谐稳定的人际关系,人们对癌症的认识会渐趋理性,不良情绪会逐步得到改善,恐癌心理会逐渐减轻、消除。

▶科学抗癌有"三早"

　　随着医疗水平的不断提高,一些癌症已经成为可以提早预防、发现并可以完全治愈的疾病。世界卫生组织明确指出,1/3 的癌症可以避免,1/3 的癌症可以治愈,其余的患者经过积极的治疗,可以改善生活质量,延长寿命,减少痛苦。在发达国家(如北美和欧洲),儿童肿瘤的治愈率已经超过 70%,成人肿瘤的治愈率一般超过 50%。通过肿瘤内科综合治疗可以使近 20 种肿瘤的治愈率得到提高。目前可以通过内科综合治疗取得根治性疗效的肿瘤(治愈率超过 30%)为淋巴瘤、睾丸肿瘤、一些儿童肿瘤及急性白血病等;术后能在一定程度上提高治愈率的肿瘤为乳腺癌、结直肠癌、卵巢癌和软组织肉瘤;可以明显延长生存期(治愈率低于 30%)的晚期肿瘤为小细胞未分化癌、非小细胞肺癌、结直肠癌、胃癌、卵巢癌及头颈部肿瘤等。也就是说,临床上确诊的肿瘤患者中 1/2~2/3 是可以治愈的。随着新的药物和

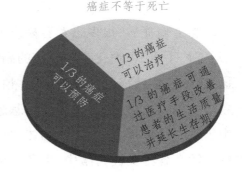

癌症不等于死亡

1/3 的癌症可以治疗

1/3 的癌症可以预防

1/3 的癌症可通过医疗手段改善患者的生活质量并延长生存期

技术的出现,使很多晚期癌症患者的治疗同样也取得了很大进展,很多过去认为已失去治疗机会的患者,生命又延长了数年或十几年。

可以看出,癌症是"不治之症"的概念早已成为历史。而提高癌症治疗效果的关键之一是"三早":早期发现、早期诊断、早期治疗。提高疗效的关键还在于患者放下精神负担,正确对待癌症,积极主动地与癌症进行斗争,这才是战胜癌症的前提。

▶ 良好的心态帮你远离癌症

国内外很多资料表明,良好的心理状态可以提高身体的免疫力,对癌症的治疗和康复有益。美国癌症协会的一项研究表明,大约 10% 的癌症患者在未接受任何治疗或接受少量治疗的情况下自愈,癌症一经自然消退很少复发。现在医学和其他从事生命科学研究的专家们越来越重视人体自身免疫力在癌症发生和发展过程中的作用,高度评价身体免疫力对抗癌症的能力,并且进行了保护和调动身体免疫力的研究。事实上,许多临床案例都证明了人体自身在癌症面前并非完全处于被动挨打的地位,一些患者表现为带瘤生存;一些患者的治疗效果出乎意料地好;个别患者甚至出现虽未给予重要治疗,却病情稳定或肿瘤自行缩小、消退。有研究者认为,人类最终消灭恶性肿瘤不是依赖化学药物和放射线,而是要解决身体的免疫和谐。通过努力,我们有理由相信人类终将战胜癌症。

▶ 癌症患者的心理调节

患上癌症后,很多患者容易出现心理问题,诸如害怕癌症的痛苦折磨、害怕手术、害怕化疗与放疗的副作用、害怕与亲人分离、害怕孤立无援、害怕癌症造成的功能障碍、害怕对生命的威胁以及手术后引起的形象改变等,均会使患者出现消极悲观的情绪。有研究报告称,癌症患者中出现心情抑郁者达 42%~47%,约 25% 的患者抑郁情况严重。患者整日生活在各种负性情绪中,生存质量受损,同时这些负性情绪会极大地削弱其免疫功能,促进癌症的发生、发展。因此,癌症患者应学会调节心理。

面对现实,接受挑战

面对癌症,恐惧、悲观是毫无用处的,只有乐观豁达、勇于挑战才能调动身体潜能,增强免疫功能,发挥抗癌作用。在临床工作中,作者发现一些癌症患者受消极悲观情绪影响,癌症发展迅速;而另一些患者乐观积极,则生存时间较长,生存质量提高,无数抗癌成功者的经历就是最好的写照。

珍惜生命,施爱于人

由于癌症患者多具有 C 型人格特征,容易产生失望和悲观消极情绪,缺乏体验爱和表达爱的能力。癌症患者学会珍惜生命,关心和理解他人,热爱生活,有助于患者战胜痛苦,克服对死亡的恐惧。

积极沟通,表达情感

有研究显示,C 型人格(即易患癌症的行为模式)有两个特征:一是过分克制、忍让、屈服,压抑内心的愤怒、怨恨,称为"情感难言症"或情感表达不良;二是倾向于悲观消极,易产生失望、抑郁、无助感。癌症患者如果将内心的痛苦等负性情绪向他人表达出来,不但会减轻负性情绪,还能获得他人的支持、关心和帮助,共同筑起防癌抗癌的长堤。

▮▶ 癌症患者的行为调节

在进行癌症患者心理调节的同时,还要进行行为调节。癌症患者可以参加运动锻炼,培养各种生活情趣,养成良好的卫生习惯等。在这些行为调节下,患者的心理会向积极的良性情绪转变,学会放松精神的正确方法。通过心理调节和行为调节的协同作用,可提高癌症患者的生存质量并延长生存期。生病是人生中难以预料的事情,当面对癌症这样的疾病时,我们可以做什么?面对疾病带来的一些痛苦的体验,我们该怎么办?在此作者提供一些简单的原则性指导,帮助患者尽量降低痛苦的程度。

（1）不要相信"癌症等于死亡"这种说法。

（2）患者尽可能宣泄不良情绪，可以向家人、朋友、医护人员诉说，不要将不良情绪长时间地放在心里；尽可能地回归社会，而不是整天将自己关在家里，要主动获得社会支持，可从自己身边最好资源中获取支持，如家人、朋友、医生等，参加各种支持小组，无论是患者间或同事间的支持和理解都可能改善患者不良的心理状态，并结识一些真正理解患者感受的人，也会起到相互支持的作用。

（3）多接触自然，在身体条件允许的情况下尽可能多去自然中活动，如公园、海边、森林、草原……

（4）患者要主动进行心理的调节，如通过深呼吸放松、打太极拳、做瑜伽、冥想等，进行体育锻炼也是调节心理的良好方式，可有效控制患者的恐惧和不安。

（5）许多心理痛苦患者自己无法摆脱，则需要心理医生的帮助，许多心理治疗方法、技术以及药物对改善患者不良情绪症状是非常有效的。

（6）不要低估患者内心的痛苦，尤其是睡眠问题，睡眠对健康的影响非常大，睡眠障碍也并不是吃安眠药就能解决的，要让心理医生找出引起失眠的真正原因，进行有针对性的治疗。

（7）患者不要以为是自己造成了癌症而责怪自己，就算因为吸烟或其他行为增加了患癌的风险，自责也无济于事。

（8）用"过好每一天"的态度来应对癌症。努力让自己活在当下，不要总去后悔昨天或预期明天，只有将今天活好才是最真实、最重要的，这样可以避免患者产生过多不必要的焦虑，这种态度也会让患者更好地专注于眼前，且更好地利用每一天。

（9）建立良好的医患关系，患者要与医生多进行沟通，了解治疗的副作用并做好心理准备，这样在真正遇到这些问题时可以更加从容应对。

（10）不要对亲人或信任的人隐瞒自己对身体或心理症状的担忧。患者可让最亲近的人陪伴看病，共同讨论治疗方法。这样也有助于患者更好地阐述病情并记住医生的建议。

▮▶病急不要乱投医

很多患者在确诊为肺癌后,往往不是到正规医院就诊,而是先尝试一些"祖传秘方"等,常常耽误了治疗时机,使病变进一步进展,失去了最佳治疗的机会。

临床上经常遇到这样的肺癌患者:确诊肺癌半年了,到肺癌诊疗中心就诊时已经发生全身多发转移,可是根据患者刚刚确诊时的临床分期资料,完全是可以通过外科手术和辅助化疗达到临床治愈的早期肺癌。肺癌患者通过一些非正规治疗耽误了很多时间,症状一直没有缓解,最后到正规医院复查,发现病变进展并且出现全身多处转移。

建议肺癌患者一经确诊后,要立即到各地的肺癌诊疗中心、肿瘤医院,以及三级甲等医院的胸外科、呼吸科、肿瘤科就诊,或到正规的中医医院肿瘤科就诊。

其实,中西医结合治疗肺癌是我国肿瘤防治领域的特色,取得了许多科研成果。

▮▶肺癌患者的心理护理

要根据癌症患者的性格特点和不同时期的心理特点进行针对性的护理。除创造安静、舒适、良好的休养和治疗环境并提高患者同病魔斗争的积极性外,还应做到以下几点:

及时了解患者心理变化

要了解患者真实的心理状态,就必须了解患者的职业、文化、家庭、配偶以及个人生活境遇等,同时还应熟悉患者的治疗方案和具体治疗方法,在掌握全面情况的基础上进行综合分析,根据他们不同的职业、心理反应、社会文化背景,同时或超前测知他们可能出现的心理变化,从而制订切实有效的预防措施和心理护理方案,如因病施护、因人施护等,以达到变"事后护理"为"事先控制"的目的。

增强患者战胜疾病的信念

癌症患者在获知自己患病后,生存的欲望常会降低。这时,护理的主要目的在于唤起患者的希望和求生的信念。在护理过程中要用坚定的表情和语言鼓励患者。再以患者微小的病情改善的事实帮助患者排除不良的心理。当患者萌发希望之后,要进一步鼓励患者做些力所能及的事情,鼓励他们敢于面对生活。适当的活动不仅可以使患者身体得到锻炼,而且可以从压抑、焦虑、烦恼、苦闷中解脱出来,达到移情益志的效果,对心理起到积极的调节作用。

病情变化时的心理护理

当患者出现全身衰竭、失眠、疼痛、不能进食等症状时,护理人员应密切观察病情变化,给予必要的支持疗法,除力求改善全身状况外,还应注意对患者良好的心理支持,用战胜疾病的实例激发患者的求生欲望。

治疗过程中的心理护理

在患者进行手术或放化疗之前,不仅要让患者明白进行这种治疗的必要性,也要让患者了解治疗期间可能出现的副作用,使患者有足够的心理准备,主动克服困难,积极配合治疗。

癌症患者心理护理中语言的作用

语言是促进护理人员与患者相互交流信息与认识的工具,也是护理成功的前提。患者常根据护理人员的言行来猜测自己的病情,因此,护理人员的言行不仅代表个人的素质水平,而且直接影响患者的情绪和信心。患者在愤怒、悲伤等心理阶段,对语言刺激异常敏感,对个人行为控制异常低下,为此,心理护理首先要用语言去温暖他们的心,抚慰他们的心理创伤,调节他们的心态平衡。

▶▶照顾癌症患者必须适度

癌症是难治之症,会给患者及其家人和朋友带来巨大的精神压力。这种压力往往伴随着治疗全过程。大家的关怀、照顾和鼓励是癌症患者与疾病进行斗争的勇气的源泉,但我们需要注意的是,这种关怀与照顾必须适度,必须以患者能够接受的方式进行,必须以有利于帮助患者康复为目标。有时候关怀照顾过度或者关怀方式不当,可能会带来相反的结果,对患者有害无益。

那么,关怀过度或关怀方式不当表现在哪些方面呢?

首先,过于无微不至,甚至连挤牙膏、拧毛巾这些小事都包办代替,生怕患者劳累。这样极易使患者认为自己是一个无用之人,自己的存在只能为社会和家庭带来负担和麻烦,从而丧失生活的信心。另一方面,一些患者经过放疗、化疗等治疗后体力较差,往往会对别人的帮助产生依赖心理,放弃活动和锻炼的机会。

第二,在探视患者时,在其面前表现出明显的怜悯与同情,甚至和患者一起哭泣,与其交谈时则小心翼翼,目光不敢与患者对视,顾左右而言他。这些都会使患者感到悲伤、孤独和压抑,由此产生悲观、失望的情绪。

第三,过于频繁的探视。有时可以看到一位癌症患者住院后,家人、亲戚、朋友、同事、同学纷纷前来探视。这会影响患者休息,同时也会给患者心理造成很大压力,可能会认为自己情况不好。

第四,隔断患者与社会的联系。如过于严格地限制别人探视,限制患者看书学习,甚至禁止其读报纸、看电视,缩小其活动范围等。这样做的后果是使患者的孤独感更加强烈,甚至会产生被社会遗弃的感觉,既不利于转移患者注意力,又不利于缓解患者精神上的压力。

第五,生活上过度放纵或限制。一些家属并无科学依据,却过度限制患者饮食和生活。一些家属认为反正患者活不久了,尽量满足他们的要求,让他们想吸烟就吸烟,想喝酒就喝酒,想吃什么食物也尽量满足等。殊不知他们的疾病大多是长期不良的生活方式造成的,这样做不利于疾病的治疗和身体的康复,也容易导致营养不均衡和精神心理上的问题。实际上,如果癌症患者不是病情特别严重,不是处于手术、放化疗等特殊治疗时期,需要适当隔离,防止交叉感染等,完全没有必要过度限制他们的正常活动。应鼓励和监督患者改变不良的生活方式和饮食习惯，让癌症患者及时进行适当的运动和锻炼，逐渐增强体质，对抗疾病。鼓励他们适当参加社会活动，可有益于他们的康复。

目前，有效的综合治疗完全能够大大延长中晚期癌症患者的生存时间，提高其生活质量，并能使其恢复一定的工作能力。很多"抗癌明星"和"抗癌俱乐部"成员可以正常生活，一些人甚至比患病前取得了更大的成绩，这就是有力的证明。

▶▶ 如何告知患者病情

几乎所有癌症患者的家庭都面临这样的问题。到底要不要告知患者这个坏消息、如何告知这个消息是家人、医生、护理人员面临的一个非技术性的难题。心理学家指出，癌症患者一般都会经过无法接受患病事实、心情沮丧的阶段，不过在得到家人和亲友的支持，并且经过适当的辅导后，超过 80% 的患者最终都能克服这种心理。

作为肿瘤科医生每天接触很多癌症患者，常常觉得最棘手的问题并不是如何治疗这种疾病，而是要不要告诉患者患病的具体情况，这个环节对以后的治疗很重要，有时直接关系到患者病情的变化。很多专家认为癌症是一种身心疾病，心理治疗显得很重要。作为专科医生，处理好这个问题其实并不容易，需要了解患者的心理、性格等，更要具有一些心理学方面的知识。尽管人们对各种癌症的治疗和认识已普遍提高，但对很多患者来说，被医生诊断为癌症，仍旧像被判了死刑。这使很多患者无法积极地面对病情。

心理学家认为，这是癌症患者必须跨越的最大障碍，一旦可以调节好心情与期望，正视病情，癌症病情得到很好的控制，甚至痊愈的机会是很高的。传统上，大多数人认为不应该把病情告知患者，患者住院时，一些患者家属常反复叮嘱医护人员，千万不能让患者知道病情，怕患者听到坏消息会承受不住打击，丧失治疗的信心。也有人认为应该及早告知患者，并帮助其正视疾病，树立抗病的信心，积极配合治疗。那么，到底该不该告知患者病情呢？作者认为要因人而异，讲究策略，区别对待。事实也证明，很多癌症患者由于心理调节得好，积极乐观，心态健康，最终战胜癌症，创造生命奇迹。相反，心理素质差、悲观的患者，无论用多好的药物治疗，其作用也常是微乎其微，可见心理因素在癌症患者治疗中的重要性，而要不要告知患者真实病情会直接影响癌症患者的心理活动和治疗效果。应根据患者的文化层次、心理素质等差异，采取不同的方式。对文化层次较低的患者，一般可采取"隐瞒病情""避重就轻"的方式。比如，肺癌告诉患者是"肺炎""肺结核"，肝癌告诉患者是"肝硬化"等。尽量减少患者的"知情"机会，避免患者情绪低落，丧失治疗信心。让患者看到治愈的希望，树立信心，积极配合治疗。

多年的临床实践证明，患者心情轻松舒畅可有助于治疗。但是一些患者病情较重，就诊时已经没有治愈的机会了，只能进行姑息性治疗，他们的病情会逐渐加重走向死亡。对于这些患者，特别是一些离退休的老同志或文化层次高的人，如果开始时就隐瞒病情，随着病情进展，他们往往会认为不严重的疾病怎么越治疗越严重呢，容易对医院的医疗产生怀疑，甚至拒绝配合治疗。这种不良的情绪会降低他们后期的生存质量。对这些患者，如果开始时就如实告知病情，他们可能会慢慢消除恐惧，面对现实，客观地对待。

为什么人们难以承受癌症这个坏消息呢？首先是观念上的误区，肿瘤学知识的普及不够。1999 年，WHO 提出了肿瘤的 3 个 1/3：即1/3 肿瘤是可以治疗

温馨提示

普及肿瘤学的知识，提高国民素质，使人们能够比较理性地认识和了解肿瘤的真正含义，是迫在眉睫的问题。冷静地面对各种坏消息，对患者及其家庭都是十分重要的。我们相信，随着国民素质的提高，在不远的将来，人们对肿瘤的认识将更加趋于理性，谈"癌"色变将成为历史，更多的患者会临"癌"不惧。

的,1/3 的肿瘤是可以早期发现的,1/3 的肿瘤是可以预防的,谈"癌"色变没有科学依据。从心理学角度来看,短暂多次的弱信号刺激较快速强刺激更容易被接受。这就要求医生、家人和护理人员将坏消息以不同的方式逐渐告知患者,相当一部分患者一旦消除恐惧,便可以从容面对疾病,精神上的解脱将使身体的免疫系统更好地发挥抗癌作用。

对医生而言,过于直接地告诉患者坏消息很可能对患者心灵造成严重创伤,是不可取的。可对一些知识修养高、性格乐观的患者进行试探性的交谈。待其初步了解自己的病情时,我们以必要的医学知识、心理知识与之沟通。有些人提起"化疗"二字,就会产生一种惧怕心理,怕出现恶心、呕吐、脱发等副作用,遇到这种情况我们应告诉患者,随着医学科学的发展,化疗药物正在向"高效低毒"的方向发展,使化疗副作用减少到最低并达到最佳化疗效果。而且这些副作用是可以用药物来预防的,即便有些轻微的反应,在停止化疗后也可以很快恢复。通过一系列的心理护理,大部分癌症患者在化疗过程中,能够以正确的态度面对"现实",并积极地配合治疗,最终取得比较满意的疗效。

作者主张对大部分患者应该告知其真实病情,但要避免直截了当地说,要根据患者不同的心理素质、情感类型和文化程度,掌握好时机、方式与方法。作者在临床工作中体会到,很多心理健康的癌症患者对坏消息的承受能力远比人们预料的强。事实上,要完全向患者隐瞒真实病情在当今的信息化社会很难做到。在告知患者病情的同时,一定要让患者知道,他(她)的病不是最糟的,是有治疗希望的。当患者消除了恐惧可以从容面对事实时,精神上的解脱可以使身体的免疫系统更好地发挥抗癌作用。总之,对绝大部分患者来说,告之实情利大于弊。在适当的时间,以适当的方式告诉患者实情,有利于癌症患者的治疗和康复。这是大多数医生的共识。

第四章 ◀

肺癌的康复

手术后如何与医护人员配合 ✎

麻醉清醒后就可以由平卧位改为半卧位。因为半卧位时膈肌下降，胸腔容积扩大，可减轻腹内脏器对心脏和肺的压力，利于呼吸，增加肺通气量；可使胸腔内的渗液流向胸腔底部，有利于引流并排出体外。

▮▶ 雾化吸氧

做胸部手术后均会有不同程度的缺氧，拔除气管插管后一般首先应用面罩加压雾化吸氧。雾化罐内加入生理盐水或蒸馏水以及抗生素，这样，通过高压氧气喷出的雾滴既能缓解患者术后的暂时缺氧，又能湿化气道，利于排痰，还能起到局部消炎的作用。之后医生会根据患者情况改为鼻导管吸氧。随着身体的恢复，空气中的氧气可满足患者需要，不再需要额外的氧气吸入了。术后依然需要雾化吸入治疗。术后呼吸道分泌物会增加，而伤口疼痛可能会使排痰较为困难，所以更应加强雾化吸入。

▮▶ 咳嗽排痰

肺癌手术后咳嗽排痰非常重要，积极有效的咳嗽可促进肺膨胀，预防肺不张、肺部感染及术后呼吸功能不良。如果术后不能很好地排痰，则会增加并发症的概率。

术后咳嗽排痰时，会造成伤口局部的牵拉，引起疼痛，在咳嗽、咳痰时护理人员会将双手放在伤口两侧，向切口方向加压，以减轻切口张力和振动，使疼痛减轻；拍背可以使支气管壁上的分泌物松解，以利于痰液排出；雾化吸入可稀释痰液，利于痰液咳出；刺激气管，可诱导咳嗽；痰液黏稠、不易咳出时，需行纤维支气管镜吸痰。

▮▶ 胸腔闭式引流瓶的护理

在正常情况下胸腔内为负压，手术时胸腔与外界相通，胸腔内压力等于大气压,肺组织萎缩,手术完毕后为排出由于手术创面漏气所产生的积气,以及胸膜胸壁和肺组织的渗液、渗血,重建胸腔负压,使肺复张,恢复肺功能,在关胸前需要在胸腔安放引流管。

手术后患者应该注意:保持胸腔闭式引流瓶始终低于胸腔,避免瓶中的引流液倒流回胸腔,引起胸腔感染。患者翻身时注意保护引流管,避免牵拉导致引流管脱出,避免导致引流不畅。活动时不要使引流瓶倾斜或打翻引流瓶。

肺癌手术后会很疼吗

很多患者对肺癌手术后的疼痛非常恐惧。其实,随着手术技术的改进和治疗措施的增加,医护人员可以将手术后疼痛程度降到最低。在手术中注意保护患者胸壁神经,手术结束时冷冻切口附近的肋间神经使其暂时性麻痹,手术后可用患者自己控制的止痛泵来控制疼痛。一般均可以满足患者在静息状态时不会感觉到疼痛。

肺癌手术后的随访和康复

▮▶ 术后随访

肺癌手术后有相当一部分患者会出现局部复发和(或)远处转移,有少部分患者会发生第二个原发性肺癌。因此,肺癌在手术和辅助治疗完成后,一定要密切随访,及时发现新情况,及时进行正确处理。

肺癌手术后随访的周期较短,最初 2 年内每 3 个月就应进行 1 次全面检查,内容包括如下。

(1)询问是否有临床症状,特别是呼吸、咳嗽、咯血、胸痛、骨痛、头痛、肢体活动方面的情况。

(2)仔细地进行体格检查,特别是颈部、锁骨上和腋下淋巴结的触诊,胸部的望触叩听,四肢肌力检查等。

(3)肿瘤指标测定:CEA(癌胚抗原)、NSE(神经性烯醇化酶,限于小细胞未分化癌)、SCC(鳞癌相关抗原,限于鳞癌)。

(4)胸片:若有异常,应做增强胸部 CT 或增强胸部 MR,目的是及时发现可能出现的肺内转移、纵隔淋巴结转移或者胸膜、肋骨的侵犯。

(5)上腹部 B 超:重点检查肝、脾、肾、肾上腺和腹腔淋巴结,若有可疑转移,再做上腹部增强 CT。

(6)若有局限性骨痛,特别是呈进行性加剧或伴有压痛者,则可能为骨转移,可先做 ECT 骨扫描,以了解全身骨髓情况,并选择重要部位(如脊柱)或需要放疗的部位行磁共振或 CT 检查,以求进一步证实。

(7)若有持续性头痛、呕吐,或双侧肢体肌力不等,步态不稳等,应考虑颅内转移的可能性,需行头颅增强磁共振或头颅增强 CT 检查。

以上检查中的前 5 项是每次随访必做的常规项目, 后 2 项检查由医生根据患者情况决定。2 年之后可改为每半年随访复查 1 次,5 年后改为每年随访复查 1 次。

▶▶ 肺癌康复

肺癌康复是指患者在身体功能、精神,以及工作上恢复到正常状态或最大限度地恢复生活和劳动能力。康复的目的是最大限度地提高患者的生活质量。

康复的首要标志是心理上的康复,肺癌作为一种癌症,往往首先在心理和精神上对患者造成很大的打击,很多患者出现极度焦虑、悲观和失望,整日闷闷不乐,对治疗没有信心,这种忧虑、恐惧的精神因素会极大地削弱身体的免疫功能,致使激素分泌失调,影响疾病的治疗和身体的康复。所以患者首先要在精神上战胜肺癌,相信现代科学,树立战胜肺癌的信心,积极配合治疗是康复的第一标志。

身体的康复是患者战胜疾病并恢复功能的过程, 需要比较长的时间,一般患者在综合治疗后,病灶清除或稳定,其标志为生活能够自理,且能参加一定量的体育活动。

如何缓解放疗过程中出现的症状 ✎

肺癌患者比较常见的症状是皮肤变化、疲劳和食欲缺乏等。临床研究证实,放疗时产生的这些副作用,如果及时进行干预,一般都能得到很好的缓解。因此,肺癌患者在放疗过程中应注意以下几方面。

▶ 缓解疲劳

放疗期间,人体耗费大量能量来进行自我修复。疾病带来的压力、每天往返治疗,以及放射线对正常细胞的影响都会导致疲劳。大多数患者在放疗进行几周后都会感到疲劳,而且随着放疗的持续进行会感觉更加疲劳。放疗结束后,虚弱和疲劳也会随之逐渐消失。放疗期间,患者应少做一些事情。如果患者感觉疲劳,那么在空闲时就要少活动、多休息。晚上早睡觉,白天也要尽量休息。患者可以请求家人、朋友帮忙做家务事、购物、照顾儿童或开车。患者也可以请求邻居在购物时帮忙买一些东西。

▶ 改善皮肤状况

治疗部位的皮肤敏感,看上去可能发红、起皱。数周后,患者的皮肤由于放疗变得干燥。患者应把这些症状告诉医生,医生会提出建议来缓解患者的不适。放疗结束数周后,多数皮肤反应会消除。在一些情况下,接受放疗的皮肤会比以前稍黑。患者应小心保护自己的皮肤,以下是一些建议:

(1)使用温水和温和的肥皂;让水流过接受放疗的皮肤,不要摩擦。

(2)要穿着柔软的衣服,如纯棉质地或丝质质地的衣物。要选择在接受治疗的部位不要太紧的衣服。

(3)不要摩擦、抓搔敏感部位。

(4)不要将烫的或冷的东西(如热毛巾或冰袋)放在接受放疗的皮

肤上,除非是医生建议这样做的。

(5)患者在接受治疗和治疗结束数周内,不要在接受放疗的部位上擦药粉、护肤霜、香水、除臭剂、药膏、洗液和家用药物,除非经过医生许可。因为许多皮肤产品会在皮肤上留下一层,这样可能妨碍放疗或康复。

(6)放疗时和放疗结束后 1 年之内,不要让接受放疗的部位暴露在阳光下。如果患者想在太阳下多停留几分钟,就要穿上有保护作用的衣服(如宽边的帽子和长袖衬衣),以及使用防晒油。

▶ 提高白细胞或血小板数量

放疗几乎没有或者很少出现白细胞数量或血小板数量降得很低的情况。这些血细胞帮助人体抵抗感染和预防出血。如果患者的血液检查显示放疗后白细胞数量或血小板数量较低,可经对症治疗缓解,严重时可暂缓治疗,以便增加患者的血细胞数量。

▶ 饮食安排

放疗的副作用还包括饮食和消化问题。治疗 2 周左右会因食管黏膜水肿而引起吞咽不良甚至疼痛等症状,此为正常的放疗反应,一般不需要特殊处理。此期间应注意进食软食,避免进食粗、硬食物及刺激性食物;在治疗过程中,患者可能完全没有食欲,即使患者不感到饥饿,多摄入蛋白质和热量也很重要。医生发现,食欲很好的患者可以更好地抵抗癌症及其副作用。解决短期饮食问题也许比患者想象得容易。以下是帮助患者解决饮食问题的指南和方法。

如果患者在咀嚼和吞咽食物时感到疼痛,医生可建议患者进食粉状或液体食物。这些食物都可以在商店买到,而且口味也很多。它们可以与其他食物搭配使用。

以下的建议有助于在患者食欲缺乏时提高食欲。

(1)即使没到用餐时间,患者只要感到饥饿就可进食。

(2)少食多餐。

（3）如果患者喜欢与他人一起用餐，那么可以与家人或朋友一起用餐，也可以在吃饭时打开收音机或电视机。

（4）在一些情况下，不允许患者喝酒，这是因为酒精会加重治疗的副作用。

（5）如果患者觉得做饭很麻烦，可以多做几份放在冰箱里保存。

（6）放一些健康的小吃在身旁，以便想吃就可以吃。

（7）如果有人帮患者做饭，患者可以直接提出想吃的食物。

（8）如果患者一个人住，可以叫外卖。关于食物的选择，患者可以咨询医生或护理人员。

如果患者只能进食很少量的食物，可以通过以下方法来提高摄入的能量：

（1）食物中加入黄油或人造黄油。

（2）喝牛奶代替喝水。

（3）两餐之间喝一些牛奶等。

（4）蔬菜上加一些调料或奶油。

一些患者发现，当他们不想进食固体食物时，他们还可以进食大量的液体食物。如果是这种情况，患者可在饮料中加入奶粉、酸奶、蜂蜜或液体补品。

▶ 调节情绪

应该在治疗中树立治病信心，保持心情舒畅，配合医护人员治疗。很多患者会感到沮丧、害怕、生气、失败、孤独或无助。患者可以就这些问题向医生或本地的癌症协会咨询，并与亲人或朋友一起解决这些问题。

▶ 预防感冒

放疗中及放疗后半年内应预防感冒，避免到人群聚集区逗留，减少发生呼吸道感染的机会。一旦出现上呼吸道感染症状，应尽早治疗，以免诱发放射性肺炎。

如果放疗中出现以上副作用,不要轻易中断治疗。大多数副作用会自行消失。如果患者的反应特别严重,应该及时和医生沟通,医生会在设计治疗计划时,通过改变放射线的照射角度和剂量等,在尽量不引起放射性肺炎和肺部纤维化的基础上,根据患者的具体情况改变治疗方案。即使放疗出现副作用,通常来讲也不要轻易中断放疗疗程,因为这样会降低治疗的效果。此时,患者应寻求医生的帮助,对症处理,使副作用尽量减小,控制在患者能够耐受的范围内。

为何放疗结束后要定期到医院复查

■▶ 防止复发和转移

所有的恶性肿瘤都有复发和转移的可能性,而目前任何一种治疗都不能从根本上消除这种可能,只是减少复发和转移的概率。放疗也是如此。因此,患者在放疗结束后必须定期到医院复查,以便及早发现并及时治疗复发肿瘤。

■▶ 防止残留肿瘤

有些病理类型的肿瘤对放射线不太敏感:放疗期间消退不明显,而当达到足量照射放疗结束后肿瘤会渐渐消退。在这种情况下,患者应严格遵照医生的嘱咐定期到医院复查,以便根据情况做进一步治疗和处理。

■▶ 防止对正常细胞的杀伤

放射线不但能杀伤肿瘤,对正常组织同样也有杀伤作用,而放射线对一部分正常组织的损伤是迟发性慢性反应,在放疗结束后才逐渐表现出来。有些反应如果能及时发现并及时治疗完全可以恢复,否则造成严重的后果将会影响患者的生存质量。综上所述,患者必须对复查给以足够的重视。

▐▶ 复查时间和项目

一般可以在治疗后的 3~6 个月进行复查,一些情况可以按医生的要求在治疗后 1 个月复查,以后每半年复查 1 次。复查项目:血液生化指标和肿瘤标志物,胸部 X 线,胸部 CT,MRI,骨扫描,颈部、腹部 B 超,肺功能,怀疑气管支气管内复发者还应考虑行纤维支气管镜检查。

(1)患者应定时到医院检查,以利于医生对治疗进行指导。

(2)根据病情需要,定期做胸部 X 线检查。接受放疗、化疗者应每周做白细胞计数检查。

(3)肺癌患者往往体质较弱,应注意天气变化,预防感冒;多呼吸新鲜空气;适当进行体育锻炼,但要注意量力而行。

(4)坚决戒烟,少饮酒,宜多食用新鲜蔬菜、水果及高蛋白质食物,一般不必忌口。

肺癌的胸肺部物理治疗 ✎

肺癌常用胸肺部物理治疗方法包括控制性呼吸技术和气道分泌物廓清技术。

▐▶ 控制性呼吸技术

(1)膈式呼吸:取半卧位或坐位,屈膝;双手放于肋缘下,用鼻缓慢深吸气使腹部隆起,坚持几秒钟,缩唇呼气,将气体排出,可配合双手轻加压。

(2)缩唇呼吸

目的:提高支气管腔内压,防止呼气时小气管过早闭合,从而使呼气通畅。

方法:吸气时气体由鼻吸入,呼气时将双唇缩拢,如吹口哨状,使气体经过缩窄的双唇间缓慢呼出。

(3)深呼吸运动:吸气时气体由鼻吸入,将气体深缓吸入肺底部,保持 3 秒钟,缓慢呼气。

(4)体位法:垂直坐位或侧卧位非常重要。当单侧肺有疾病时,健侧卧位能改善氧合,有利于分泌物引流及患侧肺复张;双侧肺有疾病时,采取右侧卧位。

▶ 气道分泌物廓清技术

(1)咳痰运动:取坐位或半坐卧位,上身微向前倾。双手十指交叉相握,压在切口上方。做数次膈式呼吸,微张开口,深吸一口气,连做 3 次短呼吸后,干咳一声,保持口微张,快速深呼吸,然后用力咳嗽一两次。

(2)叩击法

手法:手指合拢,微曲,手掌要窝起,形成碗状。

动作:手掌离胸壁不超过 12cm,依靠腕动的力量在引流部位胸壁上叩拍,从而使分泌物松动移至较大支气管。

(3)振动法:双手掌交叉重叠,按在胸壁部,配合患者呼气时做震颤加压,利用震动,促进支气管中分泌物的排出。

(4)体位引流:通过不断改变患者的体位,利用分泌物的重力作用,将分泌物引流到较大气管,促进痰液的排出,以便达到最佳引流效果。

(5)膨肺:气管插管患者可用膨肺技术,最好有两位护士合作进行,患者吸气时用较大的潮气量进行胀肺,维持数秒后,另一位护士压迫、震颤胸壁。

肺癌患者的术后护理 ✎

▶ 监测患者一般情况

患者术后在 ICU 期间,密切观察其心率、血压、呼吸、经皮血氧饱和度(SpO_2)的变化。肺癌开胸患者术后病理生理学的变化及各种因素的改变降低了患者通气功能,通气/血流比值降低,进而可引起低氧血症表现,这些变化在术前原有通气功能减退的患者中更易发生。根据患者呼吸的幅度、频率及 SpO_2 的变化及时给予充足的供氧治疗,必要时行 BIPAP 无创通气,甚至给予气管插管的有创机械通气治疗,以纠正低氧血症;每日检查血气及电解质项目,结合监测患者的心率变化及术前心电图报告,掌握患者 24 小时出入量的情况,观察有无心功能不全的表现,对于心律失常者应加强护心、抗心力衰竭治疗和护理。积极的对症处理可减少呼吸衰竭及心力衰竭的出现。

▥▶ 卧位的选择

全身麻醉未清醒时采取平卧位,全身麻醉清醒后采取半卧位,使膈肌下降,促使肺扩张和胸腔积液的排出。

(1)肺叶切除或肺楔形切除患者,应避免患侧卧位,选择健侧卧位,以促进患者肺组织扩张。

(2)全肺切除术后,患者要避免过度侧卧,可采取 1/4 侧卧位,以免纵隔移位造成压迫健侧肺而导致呼吸循环功能障碍。

▥▶ 饮食护理

拔除气管插管后 4 小时可进流质食物,以后可进高营养普通饮食。

▥▶ 保持呼吸道通畅

肺癌开胸术后,因疼痛、麻醉药等原因使患者咳痰功能减弱,气道纤毛活动度降低,分泌物易潴留;胸部绷带固定,长时间卧床等也限制了呼吸运动,从而影响肺的复张,导致肺部感染,在原有通气障碍的患者中表现更为明显。因此,术后在患者意识清醒及生命体征稳定的情况下采取半卧位,利于通气并保持胸腔闭式引流通畅;常规进行气道雾化,卧床期间嘱患者用膈肌进行深而慢的呼吸,深吸气时屏住呼吸,然后用力从胸部咳出,进行短而有力的咳嗽;协助其定期更换体位,鼓励、指导患者在餐后 1 小时及餐前 2~3 小时进行有效咳嗽, 通过有节律地适度叩击患者背部,间接地使附着在肺泡周围及支气管壁的痰液松动脱落,使患者可有效地咳出痰液,从而锻炼肺功能,促进肺的复张。对于年老体弱及咳嗽无效者,必要时行纤维支气管镜吸痰。

▶ 维持体液平衡

严格控制输液的量和速度,防止前负荷过重而导致肺水肿。全肺切除术后,患者应严格控制钠盐摄入量,一般 24 小时补液量控制在 2000mL 内,速度以 20~30 滴/分为宜。准确记录出入量,维持体液平衡。

▶ 观察引流状况

观察引流液性状、颜色及量,有无活动性出血。保持引流管的通畅。避免引流管受压,妥善固定。

▶ 观察伤口

密切观察伤口是否有渗出、红肿。

▶ 疼痛护理

必要时给予镇痛剂,避免因疼痛限制呼吸及咳痰。

▶ 功能锻炼

鼓励患者早期活动,拔除胸管前指导患者在床上适当地活动,可有效预防肺不张及下肢静脉血栓的形成,改善通气功能和循环功能。患者在生命体征稳定的情况下及拔除胸管后可在床旁活动,并循序渐进地离床活动。

肺癌患者术后并发症的护理 ✏

(1)肺不张与肺部感染:其多发生在术后 48 小时,主要症状为烦躁不安、胸廓扩张不良、发绀和呼吸困难。预防的主要措施是术后早期协助患者深呼吸、咳痰及床上活动。疑有肺不张,应给予吸氧、气道冲洗、雾化、支气管吸痰,同时给予抗生素。

(2)急性肺水肿:肺叶切除术后特别是伴有心、肾功能不全的患者,避免补液过多、过快,以减少急性肺水肿的发生。一旦出现急性肺水肿,应立即减慢输液速度,迅速采取利尿、强心等治疗措施。

(3)心律失常:术后密切观察心率、血压、血氧的变化,及时去除并发心律失常的诱因。

(4)出血:注意观察单位时间内引流管流出液的性质和量。观察面色、出汗及血色素情况。

肺癌患者胸腔闭式引流管的护理 ✏

要点:密闭、无菌、通畅、观察。

▶ 保持引流管的密闭

(1)整个引流装置接口部位要连接紧密,不漏气,防止脱开。

(2)水封盒内加入无菌生理盐水,使长管浸入水面下 3~4cm,隔绝胸腔与大气。

(3)引流盒垂直放置,不能倾斜,避免长管露出水面,空气进入胸腔。

(4)更换引流盒时,必须用 2 把止血钳夹闭出胸腔的引流管,避免空气进入胸腔。

(5)外出检查时用 2 把止血钳夹闭出胸腔的引流管。

(6)若引流管连接处脱落或引流盒破裂,应立即夹闭出胸腔的引流管,并重新更换引流盒。

(7)若引流管从胸腔脱出,应立即用手捏闭伤口处皮肤,消毒后用凡士林纱布封闭伤口,协助医生做进一步处理。

▶▶ 无菌操作防止逆行感染

(1)定时更换引流盒,每周 2 次(二、五小夜班),如引流液已满,随时更换。

(2)保持胸腔闭式引流口周围敷料清洁干燥。

(3)更换引流盒时严格执行无菌操作规程。

(4)引流盒应低于胸腔 40~60cm,移动引流盒时不能从床面上跨越,以免引流液倒流,引起逆行感染。

▶▶ 保持引流通畅

(1)患者清醒后给予半卧位,有利于胸腔引流。

(2)避免引流管弯曲、受压、打折。

(3)引流管长短要适宜,过长易扭曲影响排气,过短易受牵拉。

(4)鼓励患者做深呼吸、咳嗽及变换体位,以利于胸腔内积气、积液的排出,促进肺扩张。

(5)引流液为血性时,应经常自上而下挤压引流管,防止血块堵塞。

(6)全肺切除术后,胸腔闭式引流管夹闭不开放,其目的是调节胸腔压力,防止纵隔移位,必要时由医生做短暂性开放。

▶▶ 观察和记录

(1)观察水柱波动情况,水柱波动情况反映胸腔内压大小。水柱随呼吸上下波动 4cm。若水柱波动过高提示肺不张,若无水柱波动提示引流不畅或肺已完全扩张。

(2)观察引流的性质,如果是气体,可看到气泡溢出,如果是液体,注意引流液的量、颜色、性质,并准确记录。

(3)如引流量>100mL/h,连续 3 小时,表示可能有胸腔内活动性出血,应及时通知医生处理。

(4)若患者出现胸闷气促、气管向健侧移位等肺受压症状,应怀疑引流管堵塞,需设法挤压保持引流管通畅。

▋▶ 拔管时的注意事项

(1)术后 48~72 小时,如引流量<50mL/d,复查胸部 X 线片证实肺膨胀良好,患者无不适主诉,可拔除引流管。

(2)拔管时患者取半卧位或坐在床边,嘱患者深吸气并屏住气,将引流管迅速拔出并用油纱封住伤口,防止漏气。

(3)拔管后观察患者有无呼吸困难,伤口周围有无皮下气肿、渗出。

肺癌患者康复期的护理

(1)恢复期患者,应坚持进行深呼吸和有效咳痰,促使肺功能进一步恢复。

(2)注意保持口腔卫生,避免出入公共场所,避免接触粉尘、烟雾及化学刺激物品。

(3)进食高热量、高蛋白质、高维生素饮食,保证良好的营养状态。

(4)坚持化疗和放疗,治疗过程中应注意血象的变化,定期复查血常规和肝功能。

(5)适当地进行肢体功能锻炼。

(6)肺癌患者的音乐疗法

解除忧郁的乐曲:《春天来了》《喜洋洋》《啊,莫愁》及西贝柳的《悲痛圆舞曲》等。

振奋精神的乐曲:《步步高》《金蛇狂舞曲》《狂欢》《娱乐生平》《解放军进行曲》等。

舒畅心理的乐曲:《春风得意》《江南好》及抒情戏曲等。

消除疲劳的乐曲:《锦上添花》《假日的海滩》《矫健的步伐》及海顿的组曲《水上音乐》等。

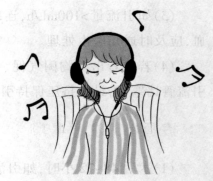

镇静安神的乐曲:《春江花月夜》《平沙落雁》《塞上曲》《小桃红》《苏武牧羊》等。

催眠的乐曲:《二泉映月》《平湖秋月》《烛影摇红》《军港之夜》《春思》《宝贝》《银河会》及门德尔松的《仲夏夜之梦》等。

当然,还可以根据自己的爱好选择乐曲,只要听后感觉可达到上述的意境即可,不必强求一致。但一般不建议听悲伤、忧郁或容易引起患者出现悲伤、忧郁心情的音乐。

音乐治疗的时间不宜过长,每次以 60 分钟为好,而且不能总是重复一个乐曲,以免久听生厌,达不到预期的目的。此外,音量的大小也应掌握在适当的程度,以 70dB 以下疗效较好。

癌症康复期要注意以下五点

(1)要精神饱满、情绪乐观,将生活安排得丰富多彩。这种积极的心态对患者健康有益,如果精神上高度紧张、情感上过于脆弱、情绪易于波动等都会引起寝食不安、身体抵抗力下降,导致病情恶化。

(2)要生活有规律。既不要卧床大养,也不要过度劳累,更不要任性而为。规律的生活可使身体处于正常的状态,这样可以阻止肿瘤的复发、转移。

(3)要注意调节饮食。癌症患者在康复期要设法增进食欲,饭菜要清口,做到荤素搭配,粗精搭配,既不能单调乏味又不可以过于油腻,以易消化吸收为宜。进食时要保持环境轻松,心情愉快,不偏食,不过多忌食,更不要暴饮暴食。

(4)要积极治疗其他并发症。由于癌症患者一般体质较弱,往往伴有并发疾病,如上呼吸道感染、肺炎、肠炎、糖尿病、心脑血管疾病等,在康复期要进行积极治疗。

(5)要进行适当的体育锻炼。体质增强了,也就增强了抗癌能力。患者可根据自身体质情况,选择散步、慢跑、打太极拳、习剑、游泳等活动项目,运动量以不感到疲劳为度。

肺癌患者化疗期间的护理 ✎

面对疾病与化疗,我们要正确对待,将化疗看作是自己与疾病奋战的帮手,理解治疗计划,学会照料自己,在化疗期间一定要注意以下几点。

▶▶ 局部反应的护理

如何减少化疗药物对血管的破坏

化疗药物对血管有一定的破坏作用,因而在输入液体时,护理人员会有计划地选择一些血管,当输注化疗药物时,尽量减少活动,以免针头刺破血管,造成药物外渗。

静脉注射肺癌化疗药物时,会刺激局部静脉产生静脉炎。由于肺癌化疗药物需长期反复注射,因此宜及早保护静脉。为预防副作用的发生,可采取以下措施:

(1)静脉穿刺选择粗、直、弹性好的血管。

(2)同时应用 2 种肺癌化疗药物时,先用刺激性小的,后用刺激性大的。

(3)静脉给药时,应在输注肺癌化疗药物前后输注其他液体,以防药液外渗引起组织坏死。

(4)若肺癌化疗药物不慎外漏,或患者自诉局部有烧灼感,应立即停止输液,迅速用 0.5% 普鲁卡因 10~20mL 局部封闭,并用冰袋冷敷,局部外敷氟轻松或氢化可的松软膏,以减轻组织损伤。

化疗药物对外周血管壁有着强烈的刺激性,为减轻患者痛苦,提高生活质量,保护患者的外周静脉,建议经外周静脉置入中心静脉置管(PICC),导管可以留置长达一年,不限制臂部的正常活动及日常生活,完成化疗的全部疗程,对外周血管不造成危害。

携带 PICC 患者的日常生活注意事项

(1)保持局部清洁干燥,贴膜有卷曲、松动,贴膜下有汗液时及时到医院更换。

(2)避免使用带有 PICC 管侧的手臂提过重的物品等,不用这一侧手臂做引体向上、托举哑铃等锻炼,并避免游泳等会浸泡到无菌区的活动。

(3)携带此导管可以淋浴,但避免盆浴、泡浴。淋浴前用保鲜膜在肘弯处缠绕 2~3 圈,上下边缘用胶布贴紧,如有浸水应重新更换贴膜。

(4)每隔 7 天到医院对 PICC 导管进行冲管、换贴膜、换肝素帽等维护,防止堵管或感染。

(5)注意观察针眼周围有无发红、疼痛、肿胀、渗出,如有异常要及时就诊。

▶▶▶胃肠道反应的护理

由于个体差异,一些患者化疗期间不发生恶心、呕吐,可以随意选择饮食的种类,进食高蛋白质、高维生素食物及补血食品。如果胃肠道反应严重,进餐方式可以"化整为零"。胃内"翻江倒海"时,可以深呼吸,口含姜糖片。胃内"风平浪静"时,赶紧吃些小食品、杏仁茶、鲜果汁、藕粉等。另外,适当的活动、可口的饭菜、悦耳的音乐、家人的鼓励,均可增加患者的食欲。

因大多数化疗药物均可引起胃肠道反应,致使化疗患者恶心、呕吐。护理人员应该按医嘱在输入化疗药物前 30 分钟及时应用抑制胃肠道反应的药物,指导患者在化疗前 1 小时进食,饮食应清淡,不要喝碳酸饮料,以减少恶心、呕吐的发生,出现呕吐后应尽快漱口,及时处理呕吐物,防止不良刺激加重恶心、呕吐。

胃肠道副作用可直接影响化疗能否坚持和化疗效果。鼓励患者少食多餐,饮食宜清淡。进食易消化、含纤维素少的流质、半流质食物,避免进食辛辣、生冷、过硬及过于油腻的食物。化学药物可引起白细胞减少,因此,应多进食富含蛋白质、铁、维生素的食物,如动物肝脏、瘦肉、枣、桂圆、阿胶、新鲜水果和蔬菜等。对食欲缺乏、消化不良、腹泻的患者可辅以健脾养胃的食品,如薏苡仁、白扁豆、枣等。对反应严重、长期营养摄入障碍的患者,可考虑用胃肠外营养输入法改善患者状况。在第3次化疗过程中,化疗患者普遍存在食欲缺乏的情况,单从静脉补充不能保证患者的能量供应,不利于疾病恢复,可给患者口服多酶片,帮助消化,增进食欲。同时,要耐心劝导,鼓励患者进食。呕吐严重者注意观察呕吐的次数、量及颜色,配合应用止吐治疗。有肝功能损害者应卧床休息,少食多餐,进有营养、易消化的食物。

▌▶ 保护自己,预防感染

多数化疗药物有骨髓抑制作用,可导致免疫功能低下,身体抵抗力下降,白细胞数量下降,易导致感染。患者要讲究个人卫生,保持皮肤和口腔清洁,每日早晚刷牙、擦身,病房每日消毒,在此期间,家人如果患呼吸道感染,不要到医院探视患者。保持室内空气流通,患者尽量减少到人员集中的场所的次数,避免感染,可以预防性地戴上口罩。同时,遵医嘱正确使用药物,密切观察血象变化,常规检测体温,及早发现感染征象。每周检查 1~2 次血常规,当白细胞低于 $3×10^9$/L,应停止肺癌化疗,应用升白细胞药物,给予全身支持疗法,并注意保护性隔离。

▌▶ 脱发是暂时的

脱发是化疗过程中常见中的副作用之一,中医认为“发为血之余”,化疗药物引起的血虚血瘀,毛发失营养滋润,故多枯萎、脱落。但化疗结束后,头发可以重新长出。因而,患者不必为此担忧,化疗期间可剃光头发,选择适合自己的假发,进食养血、补气、滋补肝肾的食品,有保护头发的作用。

▶ 保护口腔黏膜

一些化疗药物可以引起严重的口腔黏膜的改变,表现为充血、水肿、溃疡等。因此,清洁口腔很重要。输注化疗药物时,患者可经常用清水漱口,这样可以减少黏膜的损伤。

▶ 腹泻、便秘的护理

一些化疗药物和止吐药物的副作用可使患者引起腹泻或便秘。对腹泻的患者,要做好肛门护理,并及时与医生联系使用止泻药。对便秘者,应指导患者多喝水,多吃新鲜水果和蔬菜,必要时给予灌肠,以减轻患者因腹泻或便秘造成的不适。

▶ 体位舒适的护理

因为肺癌全身化疗患者输液多,所以患者卧床时间长,同时为防止静脉穿刺针头滑出血管外而引起化疗药液外渗,造成局部组织损伤、坏死,致使患者不能随意活动,患者常有体位不适感。护理人员要经常询问患者长时间卧床是否有疲劳、不适感。应及时给患者按摩,并与患者多交谈,以缓解他们的紧张情绪。

▶ 睡眠舒适的护理

临床发现很多患者对化疗有恐惧感,同时因化疗引起的不适,使患者入睡难或睡眠质量差。护理人员应安慰、体贴和同情患者,多向患者介绍患同种疾病好转的病例,遵医嘱对化疗副作用采取相应的处理。为患者创造良好舒适的睡眠环境。治疗与护理工作尽量不在夜间进行,做到"四轻",即走路轻、开关门窗轻、说话轻、操作轻。指导患者睡前用热水泡脚,晚餐应清淡,不宜过饱,忌饮夜茶,必要时按医嘱应用催眠药,使患者保持好的睡眠状态,以保持旺盛的精力配合治疗。

肺癌患者服用中药的禁忌

▮▶ 忌饮酒

饮酒本身就可促进癌变,增加恶性肿瘤发生的易感性。若服用中药时不忌酒,会影响中药的疗效,还会使白细胞数量下降,免疫功能降低。

▮▶ 忌饮茶过多或饮浓茶

因为茶叶中的咖啡因、茶碱、鞣酸会同某些药物发生相互作用,如与安神类的酸枣仁、柏子仁、远志及补血益气的黄芪、首乌、土茯苓、鸡血藤等药物不能同用,会降低药物的疗效。

▮▶ 忌吸烟

众所周知,香烟中含 3,4-苯并芘、烟焦油等多种致癌物质,对支气管和肺是一种不良刺激,长时间吸烟易导致肺癌已是不争的事实,若服用抗癌中药的同时还不断吸烟,会严重影响抗癌中药的疗效。

▮▶ 忌食刺激性食物

肺癌患者,尤其是放疗后的患者,多出现肺阴亏虚的症状,因此,一些辛香、刺激性强的食物最好避免与中药同用,应忌食辣椒、胡椒、芥末油、葱、姜等食物。

晚期肺癌患者的护理

多给患者精神安慰,消除他们对死亡的恐惧感,要鼓励和训练患者的配偶和亲人多表达对患者的挚爱和眷念,满足他们心理上对亲情的渴望,减少对死亡的恐惧,从而获得精神上的欢愉。

帮助生活不能自理的患者定期翻身,每天擦洗,按摩手足。可用红花酒精按摩受压部位,防止压疮。

如患者咳嗽有痰,鼓励患者自行咳出,排痰困难者,可拍背助其排痰,必要时辅以吸痰器,其休息睡眠时注意头偏向一侧卧位,以防痰涎窒息。若发现患者突然失语、面色改变、呼吸停止,必须马上报告医生,紧急抢救。

对于疼痛患者,应尽量满足他们的止痛要求,不要害怕麻醉止痛剂的成瘾性,以提高其生活质量。

对于可以轻微活动的患者,可陪伴他们慢走、散步、活动筋骨,要适度。

可适当听轻音乐、民乐等,使患者身心放松,改善生存质量。

密切观察患者的呼吸、血压、脉搏、体温、神志的变化。如有异常,立刻报告医生,对症处理。

饮食要丰富多样、清淡、富有营养,以肉粥、鱼粥、蛋粥、薏苡仁粥、百合粥、枸杞粥等粥类、汤类为主,配合新鲜水果和蔬菜。

第五章 ◀█

戒烟

吸烟与癌症的亲密关系 ✎

　　吸烟与 30% 的癌症有关,吸烟可以使肺癌、口腔癌、喉癌、气管癌、胰腺癌、胃癌、宫颈癌、膀胱癌等发病率上升。烟草中含有很多复杂的化学成分,大部分对人体有害,在吸烟过程中可产生 40 多种致癌物质,其中与肺癌关系密切的主要有多环芳烃类化合物、苯、砷、丙烯、烟碱(尼古丁)、一氧化碳和烟焦油等,这些致癌物质可通过不同的机制导致支气管上皮细胞 DNA 受损,激活某些癌基因,使抑癌基因突变和失活,导致细胞遗传信息转化癌变。而香烟在点燃后所产生的烟雾中不仅包含了烟草中所有的化学成分,同时比烟草本身又增加了一些有害物质,如一氧化碳和烟焦油等。

　　85% 男性肺癌归因于吸烟,近 10 年,肺癌死亡率快速上升,已占全部男性恶性肿瘤死亡的 1/4。而造成这一悲剧的主要元凶正是吸烟。据统计,85% 的男性肺癌和 20% 的女性肺癌都归因于吸烟,因此,要想预防肺癌,就要远离烟草。丈夫吸烟,妻子患肺癌的危险增加 30%。吸烟不仅危害吸烟者本人健康, 还会因为非吸烟者被动吸入大量烟草烟雾而危害其健康。让人惊心的是,吸"二手烟"的危害几乎等同于吸烟。有资料显示,一些与吸烟者共同生活的人,患肺癌的概率比普通人高 6 倍。研究结果表明,重度吸烟者的非吸烟妻子患肺癌的危险性增加 30%,且存在剂量与效应关系。

▮▶ 烟草中哪些物质会损害身体健康

　　以前可能认为香烟中的尼古丁是最大危害,但随着研究以及控烟工作的不断深入,研究者发现尼古丁不仅是罪魁祸首,而且是导火索。作者认为尼古丁本身对健康的危害不是主要的,更多的是伴随着尼古丁,一些烟草中的有害物质(比如烟焦油、化学物质等)进入身体,对心脑血管疾病、癌症,以及口腔疾病、胃肠道疾病的发病产生影响。

有研究显示，排在危害我国人民健康的前 5 种疾病中有 4 种疾病与烟草相关，第一种是脑血管疾病，第二种是癌症，第三种是心血管疾病，第四种是呼吸系统疾病。

香烟点燃后产生对人体有害的物质大致分为六大类

- 对呼吸道黏膜产生炎症刺激：如醛类、氮氧化物、烯烃类
- 对细胞产生毒性作用：如腈类、胺类、重金属元素
- 使人产生成瘾作用：如尼古丁等生物碱
- 对人体具有致癌作用：如多环芳烃的苯并芘，以及镉、二甲基亚硝胺、β-萘胺等
- 对人体具有促癌作用：如酚类化合物
- 使红细胞失去荷氧能力：如一氧化碳

▮▶ 如何评估烟瘾情况

可以通过一个简单的量表来评价吸烟者对尼古丁依赖的程度，包括 6 个小问题，其中两个问题最重要：第一，早上起床之后多长时间吸第一支烟，如果这个时间越短说明烟瘾越重；第二，一天吸多少支烟，这个量越大说明烟瘾越重。

▮▶ 戒烟为何如此困难

戒烟难的主要原因是尼古丁依赖。尼古丁依赖一般有两个特点：一个是生理依赖，也叫躯体依赖；另一个是心理依赖。所谓生理依赖，就是吸烟者开始吸烟之后，忽然停止吸烟，体内的尼古丁浓度就会下降，这时就会出现一系列不适症状和体征，一些人会表现得烦躁不安，一些人会心情抑郁，一些人总想发脾气，一些人总想吃东西，这就是戒烟综合征，这也是很多吸烟者戒烟失败的原因之一。

另一个特点是心理依赖。心理依赖持续的时间比较长，虽然可能生理上已经不依赖尼古丁，但心理上总有这个渴求。如一名吸烟者已经戒烟 2 年了，突然有一天在电视上看到了有人吸烟，就想到处找烟，这就是心理依赖。

在什么情况下吸烟的危害更严重 🖊

▎▶ 巨大压力

在现代生活中,中青年群体面临的社会和就业压力很大,如果在心情抑郁、情绪低落、烦躁不安等情况下不断地吸烟,其危害性更严重;有数据表明,在成年吸烟者婚姻、事业遇到较大挫折时,吸闷烟、喝闷酒的不健康生活方式对健康危害更大。

▎▶ 被动吸烟

被动吸烟对健康危害更严重。被动吸烟已经被证实是非吸烟者患肺腺癌的一个重要原因。被动吸烟对女性与儿童的危害更大,一些与吸烟者长期共同生活的女性,患肺癌的概率比正常人高 6~17 倍。

在一项调查了 1000 个家庭的研究中发现,吸烟家庭中 16 岁以下的儿童患呼吸道疾病者比不吸烟家庭多。5 岁以下儿童,在不吸烟家庭中有 33.5%存在呼吸道症状,而在吸烟家庭中却有 44.5%存在呼吸道症状。儿童暴露于吸烟环境对儿童健康可产生显著且广泛的不利影响,包括下呼吸道的感染,如肺炎和支气管炎、咳嗽和哮喘、加重哮喘及中耳疾病,甚至导致死亡,这种影响在全球范围均存在。儿童时期暴露于吸烟环境也可能导致成年时期心血管疾病的发生和神经系统的损害。

▎▶ 女性吸烟

女性吸烟者患肺癌的危险性也很大。已有证据表明,长时间吸烟的青年女性,三四十年后患肺癌的概率仍然很高。而女性的肺腺癌确诊时多属于晚期,失去了手术治疗的最佳时机。最近有临床研究表明,不吸烟女性肺腺癌患者应用新一代靶向治疗药物的效果要远远好于吸烟女性肺腺癌患者。

　　加拿大研究显示,在青春期开始吸烟的女性与不吸烟女性相比,日后患乳腺癌的概率约高 66.67%。加拿大温哥华不列颠哥伦比亚癌症研究机构对 1000 名患乳腺癌的成年女性和 1000 名健康女性进行比较后发现,月经初潮后 5 年内开始吸烟的女性比不吸烟女性患乳腺癌的风险增加了 69%。因为乳腺细胞在女性青春期处于较旺盛的发育阶段,这一时期的乳腺细胞对烟草中的致癌物质最为敏感,极易受到影响。

　　一份医学研究报告显示,吸烟者感染脑膜炎、毒血症、肺炎和耳疾病等概率比不吸烟者高 4 倍。手术作为治疗手段的同时对身体内环境的平衡造成破坏,身体对病原体的防御能力随之降低,而对于长期吸烟者,他们手术后感染的可能性比不吸烟者高 2.5 倍,所以患者术前 3~7 天及术后数周内应禁止吸烟。

　　烟草主要由碳水化合物(占 40%~50%)、羧酸、色素、萜烯类物质、链烷烃、类脂物质等组成,同时还有一些在其本身生长过程中必需的营养物(如硝酸盐等)以及某些污染物(如农药、重金属元素等)。烟草与别的植物的重要区别是所含的萜烯类物质比较丰富,即通常所说的"蜡质"或"尼古丁"。烟草点燃的烟雾由两部分组成,其中气体部分占 92%,包括多量的氧和氮、一定量的一氧化碳及微量的致癌、促癌、纤毛毒物质;粒相部分占 8%,主要为尼古丁和烟焦油。

　　香烟烟雾中的主要有害成分是一氧化碳、尼古丁和烟焦油。其中一氧化碳和烟焦油是引起疾病的主要原因,尼古丁会导致依赖性。

▶ 环境污染

　　空气污染、环境污染对重度吸烟者的健康危害更大。

▶ 接触致癌物

　　同时合并有职业致癌物接触史,同时合并呼吸系统疾病的吸烟者都属于高危人群(哮喘等)。

"二手烟"同样会损害健康 ✍

关于肺癌的预防之道,远离香烟与烟雾是最为明智之举。不但自己不要吸烟,也不要让自己吸"二手烟",即使在公共场所也应设法避开那些吸烟者,以避免受到"二手烟"的危害。

美国国家癌症研究所发表的报告称,多食用一些含维生素 E 丰富的食物可使吸烟者罹患肺癌的概率降低 20%。研究发现,那些血液中维生素 E 含量较高的人,患肺癌的概率会下降。而那些吸烟时间短,血液中维生素 E 含量高的人,预防效果最佳。但专家强调,具有预防肺癌功效的维生素 E 主要来自食物而非维生素 E 补充剂。富含维生素 E 的食物包括全麦面包、坚果类、绿色蔬菜、豆类、谷类等。

为何不吸烟也会患肺癌 ✍

也许很多人吸烟史很长却没有患肺癌,而一些不吸烟的人却患肺癌了。这是为什么呢?从医学角度来说,关键在于个体免疫系统的强弱。免疫系统功能强,抵抗疾病的能力就强,而免疫系统功能弱,人体就比较容易患病。但毋庸置疑的是,吸烟是肺癌的主要病因。在肺癌患者中,80%以上的患者有吸烟史。但吸烟并不是造成肺癌的唯一病因,与其相关的因素还有很多,如职业致癌因子、空气污染、环境致癌因素、电离辐射、饮食因素、病毒感染、真菌毒素、内分泌失调、家族遗传等,肺癌的发生是多因素共同作用的结果。

目前发现有两个因素使得部分吸烟史长者却成为未患肺癌的"另类人群"。一方面,我们知道吸烟会损伤 DNA,但这类人群 DNA 修复抗损伤功能正常;另一方面,这类人群的抗氧化解毒功能正常,能够将烟草中的致癌物分解代谢掉。所以,这些"另类人群"可能侥幸未患肺癌。

戒烟失败的四大原因

最常见的戒烟失败的原因是缺乏持之以恒的毅力。戒烟是一件难事,当然不能一蹴而就。此外,吸烟者还必须避免以下几种经常出现的错误做法和想法。

(1)对戒烟不做充分的思想准备和物质准备。这是一种轻敌思想,在这种情况下戒烟,十之八九会失败。对大多数吸烟者来说,戒烟是一场克服尼古丁依赖的斗争,因此,需要做充分的思想准备,了解有用的戒烟知识和方法,制订详细的戒烟计划。戒烟有很多种办法,应该向戒烟成功者学习,并采用适合自己的戒烟方法。

(2)未搞清自己吸烟的真正原因。每名吸烟者都有促使自己吸烟的原因,有些出于社交需要,有些为了减轻心理压力,有些则为了追求时尚。必须明确自己吸烟的原因,才会寻找其他无危害的方法来代替香烟。

(3)有些吸烟者怕戒烟失败会被人取笑,不敢公开宣告自己要戒烟,只是暗暗下决心戒烟。这就陷入了孤军作战的境地,很难戒烟成功。所以,戒烟时应大胆地争取家人、同事、朋友的帮助,并提醒周围的人,戒烟也是为了大家的健康,以得到他们的鼓励和支持。提前把戒烟的消息传出去,这样就可以争取同事、客户的体谅,不再向你递烟,也就少了许多尴尬。开个家庭戒烟"发布会"如何?让妻子、孩子配合你,演练拒绝香烟时的言谈举止。

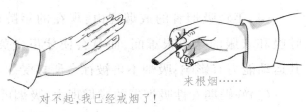

对不起,我已经戒烟了!

来根烟……

(4)"我就吸这一支烟",这是戒烟半途而废的主要原因。对大多数吸烟者来说,即使已经数周没吸烟了,但仍不能说戒烟成功。此时,只要吸一支烟,之前所做的一切努力就会化为乌有。因为,一旦吸了一支烟,吸烟者就会有更强烈的冲动去吸第二支,于是又重新开始吸烟了。这种

"我就吸这一支烟"的危险想法,在情绪低落和无所事事的时候特别容易产生。

戒烟确实有难度,但任何时候戒烟都能给吸烟者的生活带来显而易见的效果,长远来说,对健康大有益处。希望所有吸烟者都能以正确的态度和方法戒烟,远离烟草。

几类人的戒烟理由 🖉

(1)无症状吸烟者的戒烟理由:吸烟使人易患各种疾病;吸烟对于其家人和周围的人来讲是一件令人讨厌的事;如果戒烟,其健康状态将会得到改善;禁烟的场所越来越多;如果戒烟,其对食物的味觉和嗅觉会得到改善;如果戒烟,会提高很多事情的信心。

(2)对于吸烟者而言,吸烟是患病的危险因素:如果吸烟者同时患有高血压和高胆固醇血症,其发生动脉硬化、缺血性心脏病、脑梗死以及其他疾病的风险将会增加。如果有癌症或其他吸烟相关疾病家族史的患者吸烟,同类疾病发生的危险将会增加。

(3)患有疾病和具有症状的吸烟者的戒烟理由:下列症状都可能与其吸烟有关,如咳嗽和咳痰、呼吸短促、脸色差、清晨虚弱、刷牙时感觉恶心、胃痛、食欲下降等。

(4)年轻吸烟者的戒烟理由:现在的年龄戒烟比较容易;吸烟使其呼吸和衣服的味道很难闻,而且会使牙齿变黄;吸烟还要花钱;吸烟对其运动能力有影响;吸烟不再被社会所接受。

(5)妊娠期女性吸烟者的戒烟理由:吸烟可以减轻胎儿体重;吸烟可以导致流产、早产或死胎;吸烟可以增加婴儿猝死综合征发生的危险。

(6)有未成年孩子的吸烟家长的戒烟理由:吸烟可增加儿童呼吸道感染(肺炎、支气管炎等)的概率;吸烟为孩子树立了不良榜样;停止吸烟有助于改善家庭成员的健康状态。

(7)老年吸烟者的戒烟理由:即使在这个年龄,戒烟也可以减少发生缺血性心脏病、癌症等疾病的危险;如果戒烟,其呼吸中的烟草味道将会消失,更受孙子或孙女喜欢。

(8)女性吸烟者的戒烟理由:吸烟会刺激皮肤,使皱纹增加;如果戒烟,其皮肤会变好;吸烟可加速骨质疏松;吸烟可引起不孕。

测试吸烟者的类型 ✍

(1)起床后多长时间吸第一支烟?

5分钟以内(3分);6~30分钟(2分);31~60分钟(1分);1小时以上(0分)

(2)在禁烟的公共场所,如教室、图书馆、电影院等,吸烟者是否因为不能吸烟而感到很难熬?

是(1分);不是(0分)

(3)戒烟时最令吸烟者头痛的是哪一支烟?

起床后第一支烟(1分);其他(0分)

(4)每天的吸烟量是多少?

少于10支(0分);11~20支(1分);21~30支(2分);31支以上(3分)

(5)起床后1小时内吸烟是否比在其他时间更频繁一些?

是(1分);不是(0分)

(6)生病卧床时是否还吸烟?

是(1分);不是(0分)

如果吸烟者的得分为6分以上,说明其是以生理依赖为主,光靠毅力戒烟是不行的,必须配合其他方法。世界卫生组织推荐的尼古丁替代疗法不失为治疗生理依赖的一个较安全、有效的方法。

如果吸烟者得分为6分以下,说明其是以心理依赖为主,则应以行为治疗为主。下列方法都可以试一试:以自己的毅力坚守戒烟诺言,避开香烟的引诱;拒绝他人的香烟;以其他活动(如运动、深呼吸、散步等)转移自己对香烟的渴望。这类吸烟者也会出现尼古丁戒断症状,如烦躁不安、情绪不稳、沮丧、注意力不集中、睡眠障碍等,但与生理依赖严重的吸烟者相比,症状会轻一些,因而克服起来相对容易。

吸烟者在与尼古丁的斗争中需要医生的建议和帮助,对重度依赖尼古丁的吸烟者来说,医生的有力干预是戒烟成功的一个基本因素。所以,如果吸烟者想戒烟,最好与懂这方面知识的医生取得联系。

戒烟的益处 ✎

据研究者多年的试验发现,吸烟者在戒烟后的体内器官会发生一系列有益的变化,其变化大致表现如下。

20分钟内:血压降到标准水平;脉搏降到标准速度;手、脚的温度升到标准体温。

8小时内:血液中一氧化碳的含量降低到正常水平;血液中氧的含量增至正常水平。

24小时内:心肌梗死危险性降低。

48小时内:神经末梢的功能逐渐开始恢复;嗅觉和味觉敏感性增强。

72小时内:支气管不再痉挛,呼吸大为舒畅,肺活量增加。

2周至1个月:血液循环稳定;走路稳而轻;肺功能改善30%。

1~9个月:咳嗽、鼻窦充血、疲劳、气短等症状减轻;气管和支气管的黏膜上出现新的纤毛,处理黏液的功能增强;痰减少,肺部较干净,感染机会减少;身体的能量储备提高;体重可增加2~3kg。

1年内:冠状动脉硬化危险减至吸烟者的一半。

5年内:比一般吸烟者(每天吸一包烟)的肺癌死亡率下降,即由1.37%降至0.72%,或与不吸烟者的死亡率相近;口腔、呼吸道、食管癌发生率降到吸烟者发病率的一半;心肌梗死的发病率与非吸烟者相似。

10年内:癌前细胞被健康的细胞代替,肺癌的发生率降至非吸烟者的水平;口腔、呼吸道、食管、膀胱、肾脏、胰腺的癌症发病率明显下降。

15年内:冠状动脉硬化的危险与非吸烟者相同。

因此,任何时间戒烟都不算迟,而且最好在出现严重健康损害之前戒烟。英国医生的队列研究表明,吸烟者如能在 35 岁以前戒烟,则死于烟草相关疾病的危险性明显下降,几乎与非吸烟者相同。

吸烟与戒烟后身体状况的对比

(1)呼吸系统:吸烟者患肺癌的相对危险性是非吸烟者的 10~15倍,而一名吸烟者戒烟 10 年后,其患肺癌的危险性是继续吸烟者的 30%~50%。戒烟还可以降低患肺炎、支气管炎的危险性。吸烟是慢性阻塞性肺疾病(COPD)的主要原因。戒烟后,其随着年龄增长而发生的肺功能下降与非吸烟者相似。

(2)循环系统:吸烟者死于冠心病的危险性是非吸烟者的 2 倍。而吸烟者戒烟后一年之内,这种危险性就会降低 50%。坚持戒烟 15 年后,这种危险性就会接近非吸烟者的水平。

(3)神经系统:与非吸烟者相比,吸烟者死于脑卒中的相对危险性要高一倍。一些吸烟者在戒烟后 5 年内就可以将这种危险性降低至非吸烟者的水平,而一些人却需要坚持 15 年才能到这种程度。此外,戒烟能改善脑血流量。

(4)妊娠期女性吸烟使胎儿和婴儿死亡率比非吸烟者高 25%~50%,婴儿出生时体重平均低于正常值 200g。如果能在妊娠前就戒烟,她们所分娩的婴儿的体重将与非吸烟的妊娠期女性所分娩的婴儿体重基本相同。

戒烟三部曲

确定已做好戒烟准备

从认识到吸烟对人体的危害,到成功戒烟,一般需要经历以下 4 个连续的时期。

思考前期(不想戒烟):仍在吸烟,还未形成戒烟的动机,没有认真考虑过戒烟,可能会在之后 6 个月内发生思想上的改变。

思考期(考虑戒烟,但不是近期):仍在吸烟,已经有戒烟的动机,认真考虑之后 6 个月内有所改变,但还未设定戒烟日。

准备期(计划近期戒烟):准备采取行动,认真计划于 1 个月内停止吸烟。

行动期(努力戒烟):已开始戒烟,并有一段时间不吸烟,但未到 6 个月;维持戒烟 6 个月以上;若在维持期间开始规律吸烟,即进入复吸期。

吸烟者是否已经做好戒烟的心理准备? 请回答以下问题:

(1)要为自己戒烟吗? □□

(2)戒烟是其第一件要做的事吗? □□

(3)是否曾经戒过烟? □□

(4)相信吸烟对健康的危害吗? □□

(5)开始戒烟虽然很困难,其是否有决心戒烟? □□

(6)家人、同事或朋友愿助其一臂之力戒烟吗? □□

(7)除了健康的理由,有其他理由戒烟吗? □□

(8)如果其烟瘾复发而吸烟了,有耐心鼓励自己再尝试戒烟吗?□□

如果有 4 个以上的回答为"是",说明其已经准备好戒烟了。对于中度以上尼古丁依赖者,如果有药物(包括尼古丁替代治疗)帮助,戒烟会更轻松。

▶制订目标确定戒烟日,寻求帮助轻松戒烟

选择一个有意义或重要的日期作为自己的戒烟日,同时让周围的朋友、同事和亲人都知道自己的戒烟计划和决定。一定要在戒烟门诊或戒烟医生的指导下戒烟。许多吸烟者往往有这样的经历:突然戒烟后(特别是尼古丁依赖性较重的人),会出现很多不适(戒断症状)。在戒烟专业医生及机构(如戒烟热线)的帮助下,戒烟会变得比较轻松,且成功率会大大提高。

▍▶ 时刻提醒自己,并接受戒烟门诊医生的监督,预防复吸

戒烟6个月后仍应经常提醒自己,预防复吸。开心或不开心都是诱发复吸的原因。提前做好思想准备,被诱惑的概率就小。戒烟门诊、戒烟医生、戒烟热线都会经常提醒、鼓励、奖励你,帮助你坚持到底。

有关戒烟的若干问题

(1)吸烟可以缓解紧张,增加灵感,戒烟后怎么办?

吸烟只是为吸烟者带来身体习惯的尼古丁,满足对尼古丁的需求。从生理现象来看,其紧张只是因为停止供应尼古丁,而不是真正的放松。而且,吸烟可以加快心率,升高血压。其实,有其他方法可以放松或增加灵感。戒烟时有很多方法可有助于克服这些症状。

(2)戒烟后会生病吗?

如果没有医生指导,突然戒烟有时会出现戒断症状,如烦躁易怒、焦虑不安、睡眠障碍、体重增加,以及血压、心率出现波动,肌肉及骨骼出现不适症状。对尼古丁高度依赖者,出现上述症状的概率会较大。此时如果有医生指导,并有相关药物的辅助治疗,可以完全避免这些症状的出现,有助于顺利戒烟。

(3)烟瘾来了怎么办?

每次烟瘾来时,不要立刻吸烟。戒烟者可以忍耐一下,观察烟瘾持续的时间,一般每次烟瘾持续的时间只有3~5分钟,熬过这段时间,烟瘾就过去了。随着每次克服烟瘾的努力,烟瘾持续的时间会缩短,烟瘾到来的时间间隔会延长。另外,戒烟者可以通过喝水、深呼吸、转移注意力、吃零食和运动等方法来克服烟瘾。

(4)戒烟后体重会增加吗?

尼古丁有抑制食欲的作用,并能增加身体的基础代谢,加上吸烟使胃肠道黏膜血管收缩,影响营养的吸收,因此,戒烟时如果没有指导及药物的辅助,大部分戒烟者会出现体重的波动。如果能在戒烟前得到专业医生的指导,并针对不同的尼古丁依赖性进行干预,提前注意运动及

控制饮食,体重就可以控制在正常范围内。由于有专业的指导,在戒烟过程中可以从医生处学习运动及营养处方,可为今后的健康生活打好基础。

如何尽快戒除烟瘾

首先要告诉周围的亲人和朋友自己要戒烟的消息;其次要制订科学可行又适合自己实际情况的戒烟计划;当然,外出时不带烟和打火机、家中不备烟灰缸也是必要的;接受亲人和朋友的监督。

在帮助吸烟者戒烟之前,应首先了解其吸烟的通常模式。在不同阶段,吸烟者对问题的看法和认识是不同的,所以对处在不同阶段的吸烟者应采取不同的干预措施。

(1)多掌握吸烟危害健康方面的知识,明确戒烟的益处,如戒烟后数周内,呼吸道咳嗽和咳痰的症状就会明显减少或消失。

(2)必须具有主动戒烟的决心和意志,永远不做烟瘾的奴隶。如果戒烟者的朋友送烟,可以大声说:"对不起,我已经戒烟了!"并且尽可能不要和那些仍在吸烟者待在一起。

(3)结合个人实际情况制订戒烟计划,并付诸行动,在戒烟过程中要掌握对吸烟行为的抵抗技巧。把吸入体内的尼古丁排泄出来大约需要2周的时间,所以,把戒烟计划安排为2~3周的时间是最理想的。

(4)早晨起床后,用毛巾蘸湿冷水后擦拭皮肤,增加血液循环。当戒烟者想吸烟的时候,可以喝一大杯水,多吃水果,这些水和水果会帮助戒烟者不断地排出蓄积在体内的尼古丁。还可以每天多做几次有节奏的深呼吸。因为大脑细胞需要的氧供应量是其他器官的5倍,通过深呼吸进入到大脑中的氧气会帮助戒烟者镇定神经,降低对吸烟的兴趣。

(5)尽量不要饮酒,因为酒精会抑制人的前脑,削弱人的意志、理智和判断力。

(6)参加聚会后,立即离开饭桌,到外面去散步。保证充足的睡眠,放松心情。

（7）不要喝含咖啡因的饮料,如咖啡、可乐和浓茶,因为咖啡因的某些作用类似于尼古丁。

（8）就餐时忌食胡椒、辣椒和其他辛辣食物。

（9）一些人戒烟后,体重会有所增加。要控制体重应适当调整自己的饮食结构。不食用高脂肪、高热量、高糖的食物;不在正餐之间加餐或吃零食;重视早餐,晚餐适量,吃饭只能吃到八分饱;忌食肥肉;每天坚持体育锻炼。戒烟后可能感觉有些头痛,这说明戒烟者正在逐渐摆脱烟瘾的束缚,头痛是烟瘾消退时可能出现的一种现象,持续数天后,这种症状就会完全消失。紧随着行动期的是维持期,在这一阶段戒烟的行为得到巩固;如果这种巩固不能维持下去,戒烟者将进入复吸期,再次回到思考期或思考前期。如果维持期持续下去,就可以戒烟成功。

轻松戒烟八法

（1）消除紧张情绪:如果紧张的工作状况是吸烟的主要原因,那么拿走吸烟者周围所有的吸烟用具,改变工作环境和工作程序。在工作场所放一些无糖口香糖、水果、果汁和矿泉水,多做几次短时间的休息,到室外运动,运动几分钟即可。

（2）加强戒烟意识:明确目标,改变工作环境及与吸烟有关的习惯,戒烟者会主动想到不再吸烟的决心。要有这种意识,即戒烟几天后味觉和嗅觉就会好转。

（3）寻找替代办法:戒烟后的主要任务之一是在受到引诱的情况下找到不吸烟的替代办法,做一些技巧游戏,使双手忙碌起来,通过刷牙使口腔里产生一种不想吸烟的味道,或者通过令人兴奋的谈话转移注意力。如果戒烟者喜欢每天早晨喝完咖啡后吸一支烟,那么可以把每天早晨喝咖啡改成喝茶。

（4）少参加聚会:刚开始戒烟时要避免受到吸烟的引诱。如果参加聚会的很多人吸烟,那么至少在戒烟初期应婉言拒绝参加此类聚会,直到自己感觉没有烟瘾为止。

(5)游泳、踢足球和洗蒸汽浴:经常运动会提高情绪,减轻烟瘾,使紧张不安的神经镇静下来,并且会消耗热量。

(6)扔掉吸烟用具:烟灰缸、打火机和香烟都会对戒烟者产生刺激,应该把它们统统扔掉。

(7)转移注意力:尤其在戒烟初期,多从事一些会带来快乐的活动,以便转移吸烟的注意力,晚上可以去按摩、听歌、上网,或与朋友聊天。

(8)经受得住复吸的考验:戒烟后又吸烟不等于戒烟失败,吸了一口或一支烟后并不意味着"一切都白费了",但要仔细分析复吸的原因,避免再犯。

应付烟瘾发作的几项措施

(1)尽可能做些可以转移注意力的事情。今后应当尝试改变或避开这种令自己想吸烟的情况。

(2)在室外站直,做深呼吸,几分钟后烟瘾就会减弱。

(3)逐一提醒自己戒烟的原因。

(4)如果可能,尽量在没有人吸烟的环境中工作。

(5)写一封信或打一个电话。

(6)喝一大杯水,也可以吃些高蛋白质的食物。

(7)嚼一片不含糖的口香糖。一些人认为镇静剂或戒烟药片有帮助,但这些药并非对每个人都有效,故应先征询医生意见。

(8)回想吸烟的种种害处,如只要一支烟就可以使动脉变窄、血压升高和心脏增加额外 1.5 小时的负担。

(9)提醒自己,世界上有成千上万的人已经成功戒烟,自己也一定可以。

戒烟门诊医生如何帮助戒烟

要成功戒烟,戒烟者的意志和信念都非常重要。当然,目前已经有了协助吸烟者戒烟的临床指南。若是第一次尝试戒烟,戒烟者应该坚定信念,告诉自己一定能成功。若戒烟者曾试过戒烟,但失败了,也不要轻易放弃,因为戒烟未必能够一次成功。请记住,戒烟是踏进健康生活的第一步。其实有很多方法可协助戒烟者成功戒烟。选择一个适合自己的戒烟方法,便可以增加成功戒烟的机会。有关戒烟的方法请参阅戒烟资料。

对于愿意戒烟的吸烟者采用 5A 法进行治疗,即:询问(ask)、建议(advice)、评估(assess)、帮助(assist)和随访(arrange)。

第一步:询问。了解患者是否吸烟。

第二步:建议。强化吸烟者的戒烟意识,就是要用一种清晰的、强烈的、个性化的方式,劝说每一位吸烟者戒烟。第一,告诉吸烟者要"毫不犹豫地"戒烟;第二,强调戒烟的重要性;第三,告知吸烟者为什么应该戒烟。结合吸烟者的病史和症状,以及被动吸烟对吸烟者的孩子和家庭的危害等,告知吸烟者为什么应该戒烟。

第三步:评估。明确吸烟者戒烟的意愿。

第四步:帮助。①帮助吸烟者树立正确的观念;②审查戒烟的理由;③让吸烟者观察自己的吸烟类型;④确定开始戒烟的日期;⑤创造一个有助于吸烟者戒烟的环境;⑥回顾以往的戒烟经历;⑦对面临的挑战要有思想准备;⑧选择适当的戒烟方法;⑨鼓励使用戒烟药物;⑩控制吸烟者持续的吸烟欲望;⑪处理戒断症状;⑫给戒烟者一些适当的奖励;⑬处理容易使戒烟者复吸的危险情况;⑭提供辅助材料;⑮提供电话咨询。

第五步:随访。①称赞戒烟者戒烟成功;②证实戒烟者的戒烟疗效;③对未复吸者的忠告;④提醒持续戒烟的患者,防止复吸。

戒烟药物 ✐

世界卫生组织建议使用的戒烟辅助药物中，一线药物包括尼古丁替代疗法类产品(包括尼古丁贴片、尼古丁咀嚼胶、尼古丁鼻喷剂、尼古丁吸入剂和尼古丁舌下含片)和盐酸安非他酮。所有的尼古丁替代疗法剂型均有效，可使戒烟成功率加倍。二线药物是指在一线药物无效时临床医生可选用的药物，包括可乐定和去甲替林等。

▶▶ 尼古丁贴片

在使用尼古丁贴片时，需选取躯干或四肢的清洁、干燥、无毛、没有伤口的部位，撕去保护纸后迅速将贴片粘贴到相应的部位，同时紧压 10~20 秒，以确保粘贴牢固。不同的剂量规格保留时间不一。目前主要有 16 小时和 24 小时两种类型。规定的保留时间过后，撕下旧的贴片，在粘贴新的贴片时要更换不同的部位。标准疗程一般为 12 周，治疗时间不推荐超过 6 个月。然而，一些戒烟者为了避免复吸可能需要治疗更长的时间。

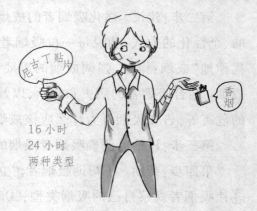

▶▶ 尼古丁咀嚼胶

美国食品药品管理局(FDA)于 1984 年批准尼古丁咀嚼胶上市，1995 年批准为非处方药。剂型有 2mg/片和 4mg/片。应该根据患者对尼古丁的依赖程度来选择咀嚼胶的规格。尼古丁依赖程度低者使用 2mg 规格咀嚼胶。尼古丁依赖程度高(FTND≥6 或者吸烟>20 支/天)或者早期使用 2mg 规格咀嚼胶治疗失败者，应该使用 4mg 规格咀嚼胶。咀嚼技巧：

158

为预防尼古丁戒断症状,或有吸烟欲望时,可使用一片咀嚼胶。开始时应慢慢地咀嚼,30 分钟后所有尼古丁会从咀嚼胶中释放出来。咀嚼时,尼古丁透过口腔黏膜直接进入体内, 吞咽下的尼古丁在胃中被分解而失去作用,并可引起不适,因此不要强烈地咀嚼。大部分吸烟者每天需用 8~12 片合适剂量的咀嚼胶,每天最大剂量不超过 24 片咀嚼胶。疗程时间因人而异,一个疗程至少需要 3 个月。然后持续减少尼古丁用量。当每天只需 1~2 片尼古丁咀嚼胶时,疗程便可结束,不主张使用尼古丁咀嚼胶的时间超过 1 年。在使用咀嚼胶前 15 分钟内,避免饮用咖啡、果汁和碳酸饮料。使用咀嚼胶的同时避免进食或者饮水。副作用包括恶心、下颌关节酸痛、消化不良、打嗝等。其优点是使用者能自行控制剂量并代替吸烟时的口感。

▶ 尼古丁鼻喷剂

尼古丁鼻喷剂具体用法是:当吸烟者有吸烟欲望时,头稍微后仰,将制剂喷入鼻孔,尼古丁可以通过鼻黏膜吸收。鼻喷剂中的尼古丁比贴片或咀嚼胶中的尼古丁更易吸收。通常鼻喷剂的初始剂量为每小时喷 1~2 次(每喷 1 次约为 0.05mL, 含尼古丁 0.5mg),最高剂量为每天喷 80 次(约半瓶),最佳剂量为每天至少喷 16 次。疗程一般为 8 周,再用 4~6 周逐渐停用,以防止戒断症状的发生。需注意,喷鼻时不要用鼻吸气或吞咽。其副作用包括鼻部刺激感、打喷嚏、咳嗽、流泪等。

▶ 尼古丁吸入剂

尼古丁吸入剂的具体用法是:初始剂量一般为 4~12 支/天,通常每喷一次需呼吸 20 分钟后再喷下一次;经调整后一旦确立了最佳剂量,就要维持 3 个月,然后再用 3 个月逐渐减量至停用。通过吸入剂吸入的尼古丁实际上并不是真正的吸入,因为尼古丁主要并不是通过肺吸收,而是通过口腔黏膜、食管和胃吸收,因此不易成瘾,使用安全、有效。

▶ 尼古丁舌下含片

尼古丁舌下含片起效迅速,释放均匀。与其他剂型相比,尼古丁舌下含片提高了尼古丁的稳定性,解决了尼古丁易挥发、遇光和空气易氧化等问题,并且使尼古丁的释放不受 pH 值的影响;提高了生物利用度,减少了因口服给药对胃肠道的刺激,并避免了首过效应;含化时间延长,符合吸烟者的习惯,利于帮助戒烟;服用方便。剂量规格为 2mg/片,起始剂量为 1~2 片/小时,最高剂量为 20 片/天,应用 4 周后逐渐减量,推荐治疗时间为 12 周。

▶ 盐酸安非他酮

其是一种具有多巴胺能和去甲肾上腺素能的抗抑郁剂,是口服药,至少在戒烟前 1 周开始服用,疗程为 7~12 周。其使用容易,不含尼古丁。其副作用为口干、易激惹、失眠、头痛和眩晕等。癫痫患者、并用单胺氧化酶抑制剂者、厌食症或不正常食欲旺盛者禁用。对于尼古丁严重依赖的吸烟者,联合应用尼古丁替代治疗可使戒烟效果增加。

▶ 可乐定

其为 α_2-肾上腺素能受体激动剂,可减少戒断期中枢蓝斑部位去甲肾上腺素能神经元放电,进而减轻戒断症状中交感神经系统功能亢进的症状。其剂量为 0.1~0.3mg,每天 2 次,使用 3~10 周。其副作用包括口干、抑郁、头昏等。因可乐定具有降血压作用,使用受到限制,一般只用于依赖性较重的吸烟者。

▶ 去甲替林

其是三环类抗抑郁剂,具有抗胆碱作用和拟肾上腺素能作用,可提高情绪、减轻焦虑、改善睡眠等。研究显示,去甲替林可提高戒烟疗效。一般戒烟前 10~28 天使用,25mg/d,之后增加剂量到 75~100mg/d,使用

12 周。其副作用包括口干、镇静、头昏等。

▣▶ 伐尼克兰

其是最近在美国和欧洲上市的一种用于帮助成年吸烟者戒烟的药物,目前已在中国上市。其副作用轻微,戒烟成功率高。

防癌抗癌新媒体科普平台

一、网站

1.中国抗癌协会：

　http://www.caca.org.cn/

2.中国抗癌协会肿瘤防治科普平台：

　https://www.cacakp.com/

3.中国抗癌协会神经肿瘤专业委员会：

　http://www.csno.cn/

4.甲状腺肿瘤网：

　http://www.thyroidcancer.cn/

5.中国抗癌协会肿瘤标志专业委员会：

　http://tbm.cacakp.com/

6.中国肿瘤营养网（中国抗癌协会肿瘤营养专业委员会）：

　http://cancernutrition.cn/ainst-1.0/

7.中国抗癌协会肿瘤心理学专业委员会：

　http://www.hnca.org.cn/cpos/

二、新媒体平台

1.中国抗癌协会官方 APP　　　　2.中国抗癌协会科普平台（微信公众号）

3.中国抗癌协会科普平台（今日头条）　4.中国抗癌协会科普平台（微博）

5.中国抗癌协会科普平台（学习强国）　6.中国抗癌协会科普平台（人民日报）

7.中国抗癌协会科普平台（网易新闻）　8.中国抗癌协会科普平台（新华网客户端）

9.中国抗癌协会肿瘤防治科普平台　10.中国抗癌协会科普平台（人民日报健康客户端）

11.CACA 肿瘤用药科普平台　　　12.CACA 早筛科普平台

与医生一起
做家庭健康卫士

我们为阅读本书的你，提供以下专属服务

用药指南
随时查询药品说明书
及注意事项

交流社群
寻找一起阅读的
朋友

读书笔记
边读边记，好记性
不如烂笔头

在线复诊
在家中与医生对话，
进行在线复诊

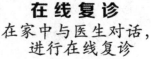

扫码获取健康宝典